肩がこる、首がこる、腰が痛い、
頭痛がする、眠れない、疲れが取れない。

現代人が抱えている不調は、
ある部分を整えると、
びっくりするくらい改善します。

それって、骨盤ですよね？　知ってる、知ってる！
そう思われた方がほとんどだと思います。

骨盤の歪みを直す体操やトレーニング、
健康器具のブームが記憶に新しいですが、
骨盤の歪みを直して、不調は改善したのでしょうか？

実は、骨盤の歪みだけを直しても、
ある部分が歪んでいると、
すぐに元に戻ってしまいます。

その重要なある部分とは、「肋骨《ろっこつ》」です。

肋骨はほとんどの人が、歪んだ状態にあります。
肋骨が歪んでいると、全身に酸素が行き渡らず、
不調の原因となります。
また、肋骨が歪んでいると、骨盤をいくら整えても、
効果は半減してしまいます。
落とし穴は、肋骨にあったのです。

不調の原因は肋骨だったのです！

骨盤の歪みを直すトレーニングをやっても身体の不調がよくならないのにはきちんとした理由があったのです。

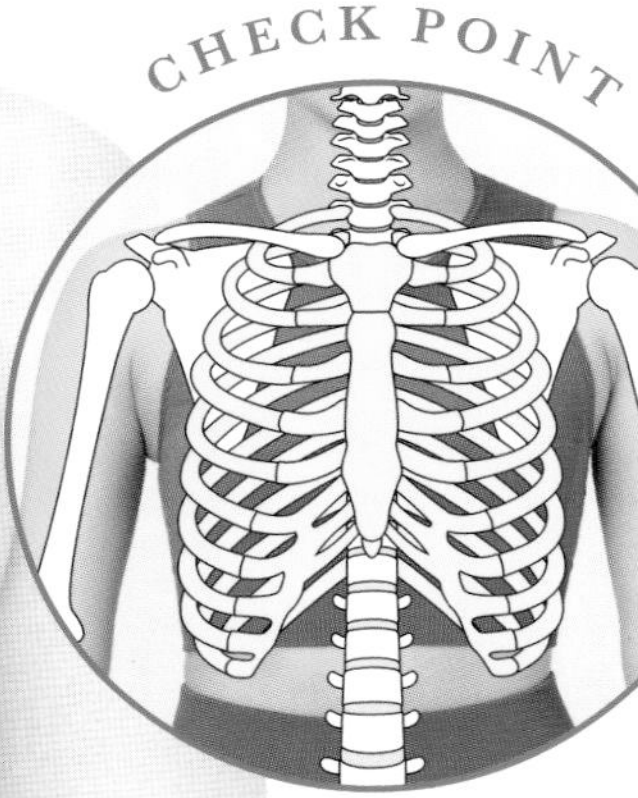

肋骨は全身に酸素を送る大切な部位です

肋骨は、骨と骨の間が広がることで酸素を全身に送り届ける役割を持っています。猫背や反り腰といった姿勢になると、肋骨が前に突き出した形に歪みます。すると、息を吸っても肋骨が広がりにくい部分ができ、呼吸が浅く早くなってしまい、やがて不調に繋がります。

肋骨の歪みを直すと、

骨盤も正常な位置に。

CHECK POINT

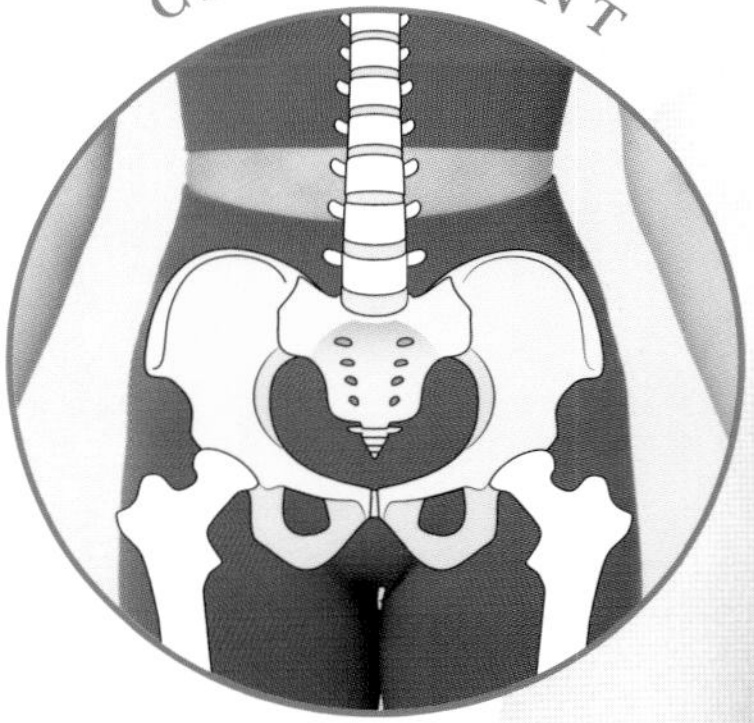

骨盤と肋骨の歪みを正すと不調が改善します

骨盤は身体を支える寛《かん》骨《こつ》、仙骨、尾骨からなる骨格です。猫背になると、肋骨は前傾して歪んだ状態になります。肋骨が歪むと骨盤の形まで影響を受けるため、骨盤のみにアプローチしても改善ができません。肋骨と骨盤の歪みを同時に直すことが大切です。

つまり 骨盤だけではダメなのです。

では、どうすれば肋骨の歪みを直すことができるのでしょうか。
多くの人は、姿勢が悪いために肋骨が歪んだ状態にあります。

歪んだ状態の肋骨を整えるには、

背中を丸める

だけでいいんです！

背中を丸めることで、肋骨の開きが改善され、正しい位置に戻ります。

これは、老若男女問わず、

全人類共通の方法です。

背中を丸めて、正しい呼吸をするだけ！
難しいポーズやきついトレーニングは一切なし。
これなら、毎日できますし、
身体がリセットされるので、不調が改善します。

一生できるストレッチです。

背中を丸めると肋骨と骨盤が正しい位置に戻るメカニズムとは？

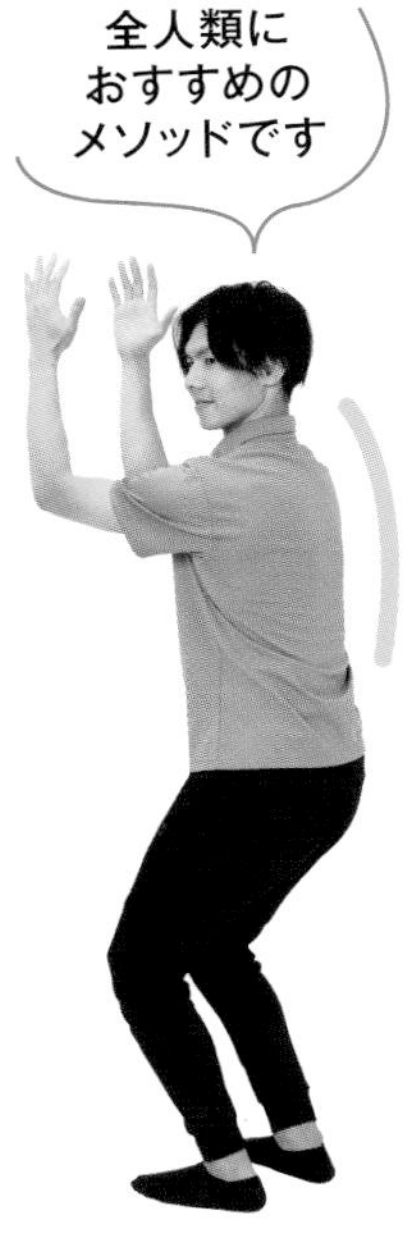
全人類に
おすすめの
メソッドです

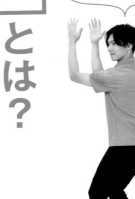

パソコン等の長時間使用で姿勢が悪くなっている！

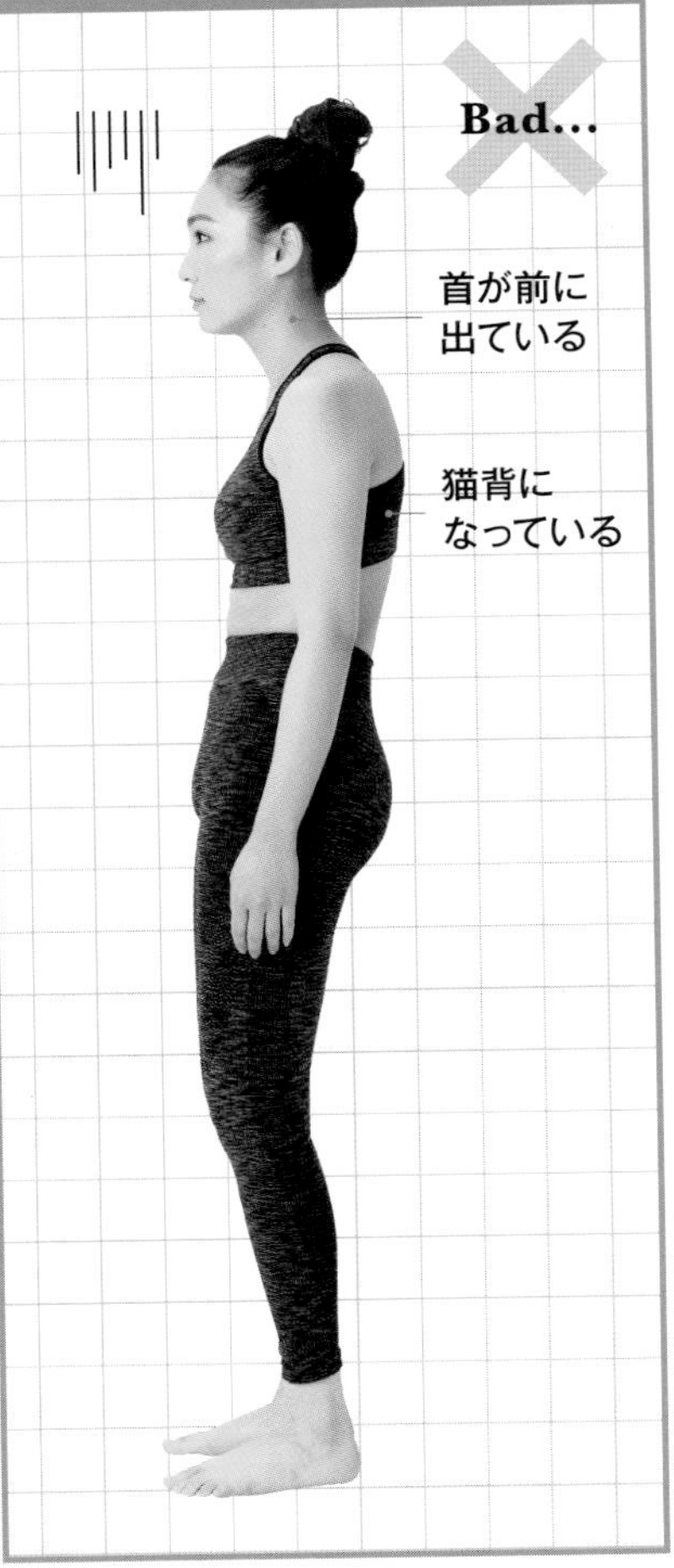
Bad...
首が前に出ている
猫背になっている

パソコン等を長時間使っていると、頭が前に出て、肋骨が歪み、肺の拡張と横隔膜の機能を阻害します。また座っている姿勢は、腹筋群や横隔膜、骨盤底筋など下半身の筋肉を使わないため、骨盤が前傾し、猫背や反り腰になります。

ストレッチを続ければ

一時的に姿勢が悪くなっても 正しい位置に 戻せるようになる

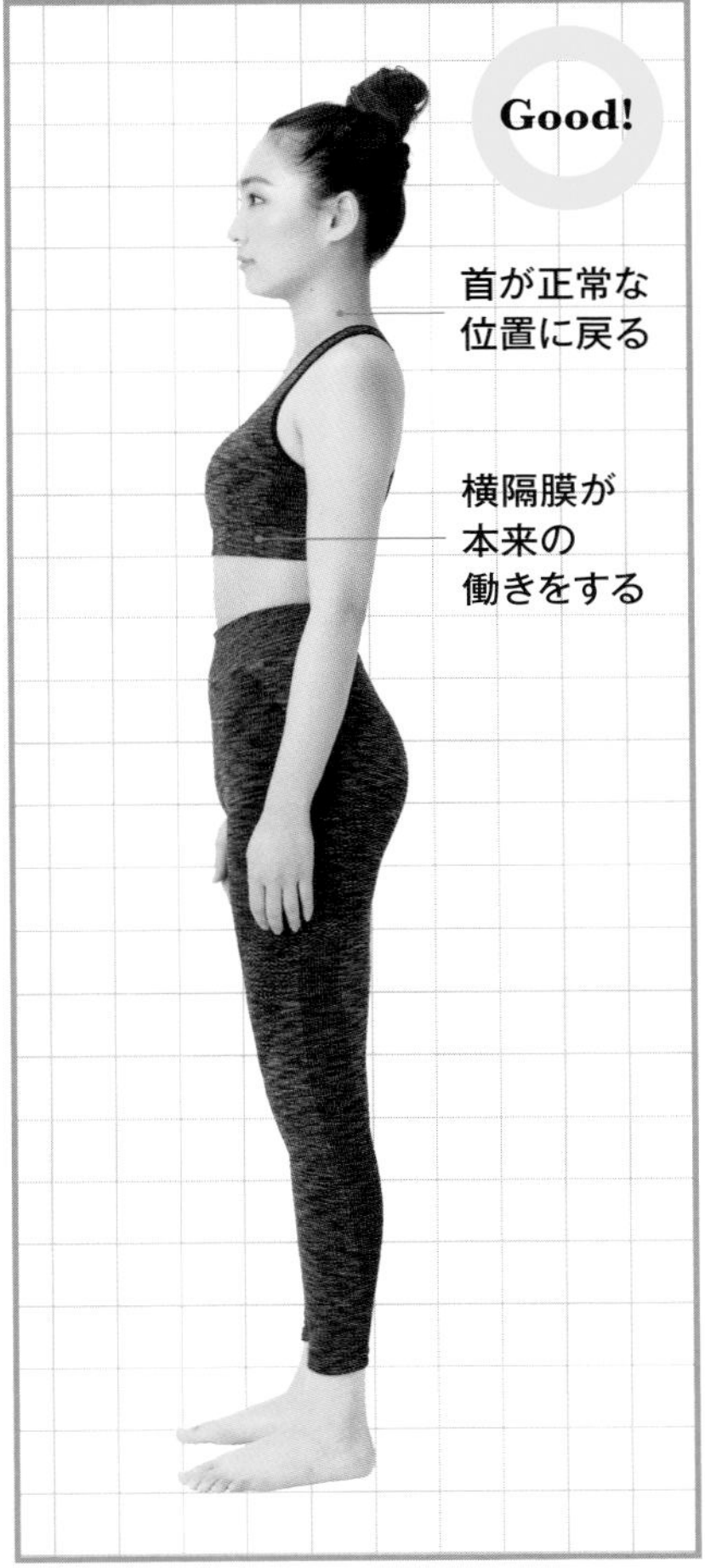
Good!
首が正常な
位置に戻る
横隔膜が
本来の
働きをする

パソコン等を使う合間の数分間、背中を丸めるストレッチをすれば、背骨のＳ字カーブや肋骨の位置がリセット。横隔膜は正しく機能し、呼吸も整います。肩こりや腰痛、頭痛などの不調も改善され仕事のパフォーマンスがアップします。

背中を丸めることで 肋骨が正しい 位置に戻る

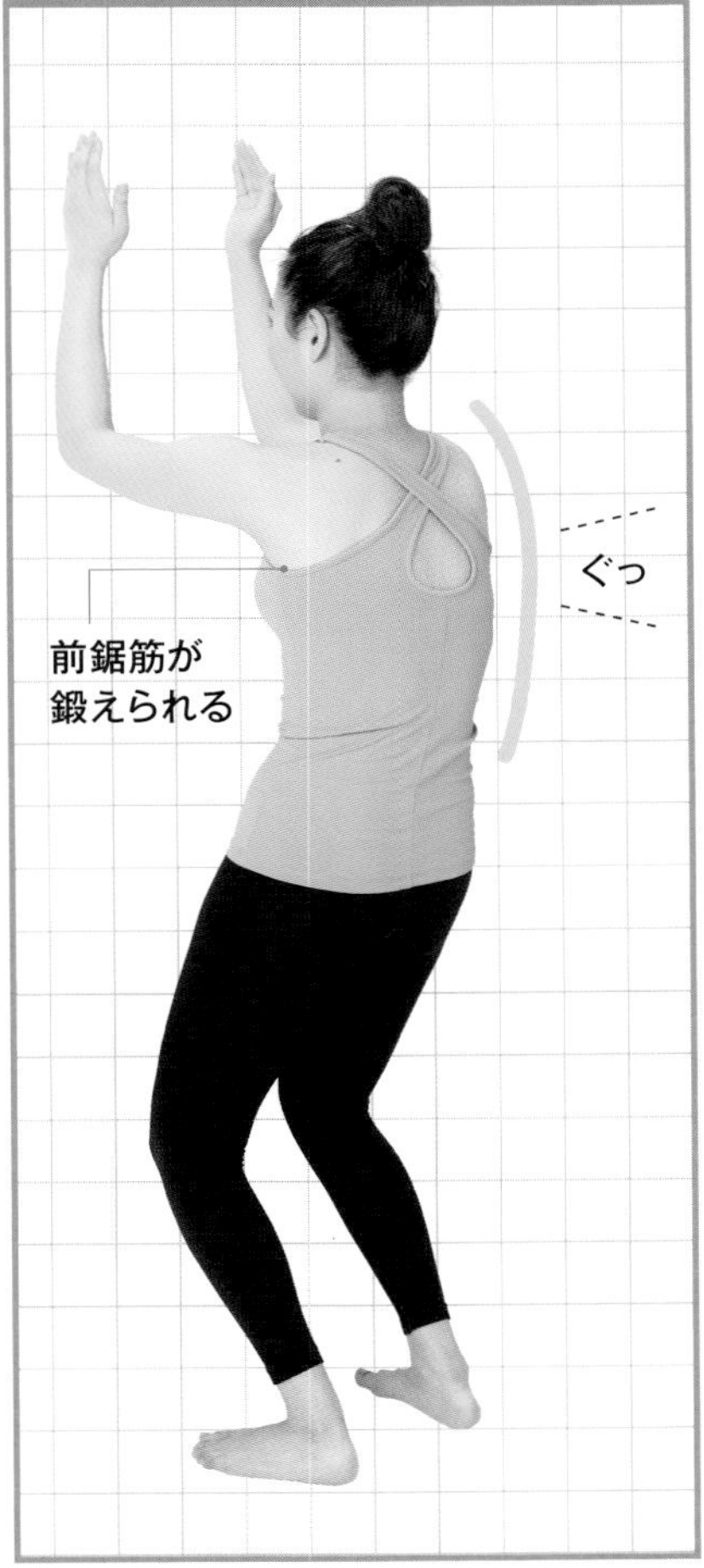
ぐっ
前鋸筋が
鍛えられる

背中を丸めると、脇の下にある前鋸筋《ぜんきょきん》が鍛えられます。前鋸筋がきちんと働くことで、崩れていた背骨が正しいＳ字カーブを取り戻します。それに伴って、前に出た肋骨も正しい位置に戻り、横隔膜の機能が改善し呼吸も整えられます。

背中を丸めるだけで、こんなに不調が改善されます！

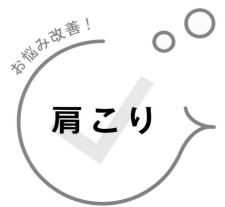

お悩み改善！

肩こり

肋骨に歪みがあると、呼吸の約8割を担う横隔膜の機能が低下し、首や肩の筋肉を使って呼吸をすることに。肋骨が整うと呼吸が改善され、肩こりも改善します。

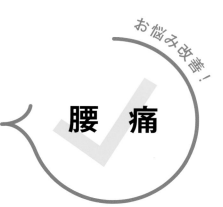

お悩み改善！

腰痛

正しい呼吸ができるようになると、今まで使っていた腰の筋肉の負担がなくなります。また、猫背、反り腰、スマホ首といった姿勢が改善され、腰痛が軽減します。

お悩み改善！

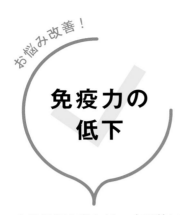

免疫力の低下

自律神経の乱れは、病原体に抵抗する免疫機能に影響してしまいます。自律神経が整うことで、免疫力の正常化に繋がります。

お悩み改善！

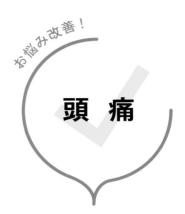

頭痛

平均5〜6キロの重さと言われる頭を支えているのが首や肩。肋骨の歪みがなくなると、頭を支える役割が十分でき、頭痛の一因が解消します。

お悩み改善！

冷え性

肋骨が歪むと呼吸の回数が増え、血液中の酸素と二酸化炭素のバランスが崩れて冷えの原因にも。身体に酸素を行き渡らせ、冷えを改善します。

お悩み改善！

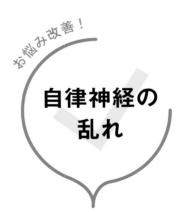

自律神経の乱れ

背骨には胸椎があり、交感神経が通っています。背中を丸めると、胸椎部分の働きが正常になり、交感神経と副交感神経の乱れも整ってきます。

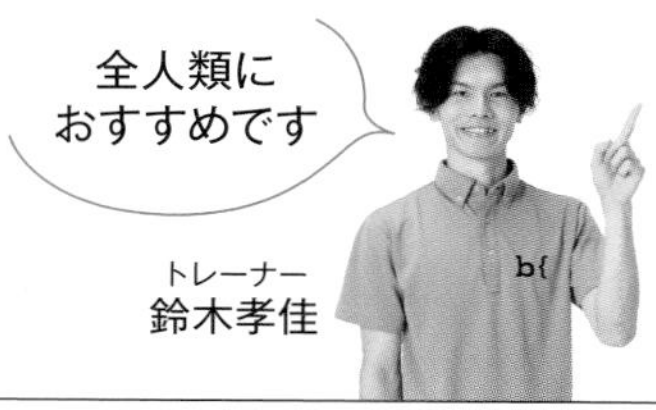

トレーナー
鈴木孝佳

Chapter 1

Chapter 2

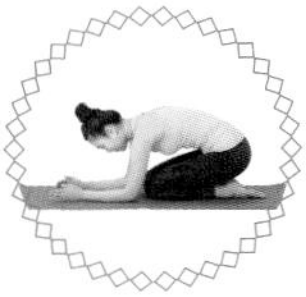

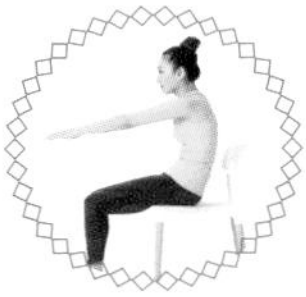

Chapter 3

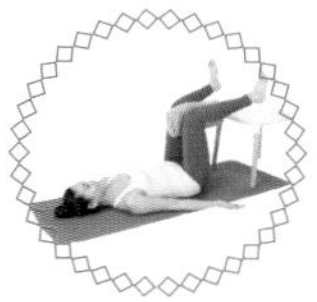

Chapter 4

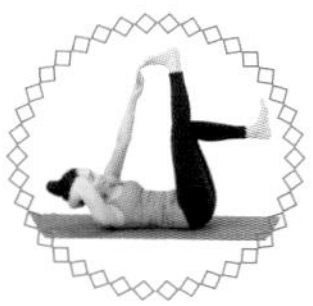

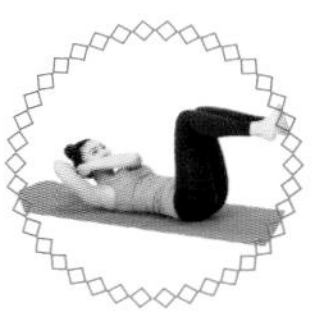

Chapter 1

なぜ背中を丸めると不調が改善されるのか

全人類共通のメソッド

肩こり、腰痛、頭痛に、溜まっていく疲労……。
何をやっても改善されない身体の不調は
現代のライフスタイルに起因しているものだった。
「背中を丸める」ストレッチは全人類が実践すべきメソッドです。

長時間のスマホとパソコンで身体が悲鳴をあげている！

「パソコン作業をしていて、一日まったく身体を動かさなかった」。最近、身体の不調を感じている方からよく聞かれるのがこんな声です。詳しく聞いてみると「座って仕事に集中していると立つのが面倒臭い」「スマホに夢中になっていると動くのをついつい忘れてしまう」など、立つことも億劫になっている人が多いことがわかりました。

しかし、身体を動かさないとどんどん良くない方向に向かいます。パソコンなどデスクワークの姿勢は、頭が前に出ているため、肋骨がつぶれ、肺が十分に拡張せず、横隔膜の機能が低下していきます。横隔膜が正しく機能しないことで、呼吸のパターンが乱れて、浅く速い呼吸をするようになり、通常必要な回数の2～3倍の回数の呼吸をするようになります。呼吸が乱れてくると、肩や腰、背中といった身体のほかの部位で呼吸の機能を補おうとします。それが、悪い姿勢の原因になるのです。

座ってパソコンやスマホを操作し続けるのは、悪い姿勢を身体に覚え込ませているのと同じ状態なのです。パソコンやスマホから離れた暮らしが難しいとしたら、現代に生きる私たちが心がけるべきことはどんなことでしょうか。

背中を丸めると肋骨の歪みがなくなり、身体の不調が消える

運動量を増やそうとジョギングをするとか、筋肉に負荷をかけたトレーニングをすることもよいですが、まず身体を整えることが大切になります。

そこで**「背中を丸める」ストレッチ**です。

背中を丸めると肋骨の歪みがなくなり、呼吸が整います。横隔膜の働きが回復し、正常な働きをすることにより、身体が本来の背骨のS字カーブを取り戻すことに繋がっていきます。無意識でも、いい姿勢が保てるよう、年齢や性別を問わずに取り入れられ、**1分あれば実践できる**ストレッチを作りました。悪い姿勢を日々練習している状態からリセットし、身体を正常な働きに戻しましょう。効果は抜群です。

90パーセントの人が間違った呼吸をしている！

普段何気なくしている呼吸ですが、呼吸は息を吸って酸素を身体のすみずみまで届ける大切な行為です。人は一日で約2万２０００回の呼吸を行っていると言われています。人生80年だとしたら、生涯で6億回以上の呼吸をしていることになるのです。けれど、私のジムで観察すると90パーセントの方が間違った呼吸をしています。

多くの方が、ズバリ「呼吸のしすぎ」です。

その原因の多くは肋骨にあります。肋骨が開きすぎて歪んでいると、呼吸を司る横隔膜が正しく作用しなくなります。すると、ほかの筋肉を使って呼吸を助けることになり、身体の不調に繋がるのです。身体に不調を感じる場合、まずは肋骨の歪みを正し、呼吸を整えることが大切です。

肋骨が開いていると良くないことだらけ

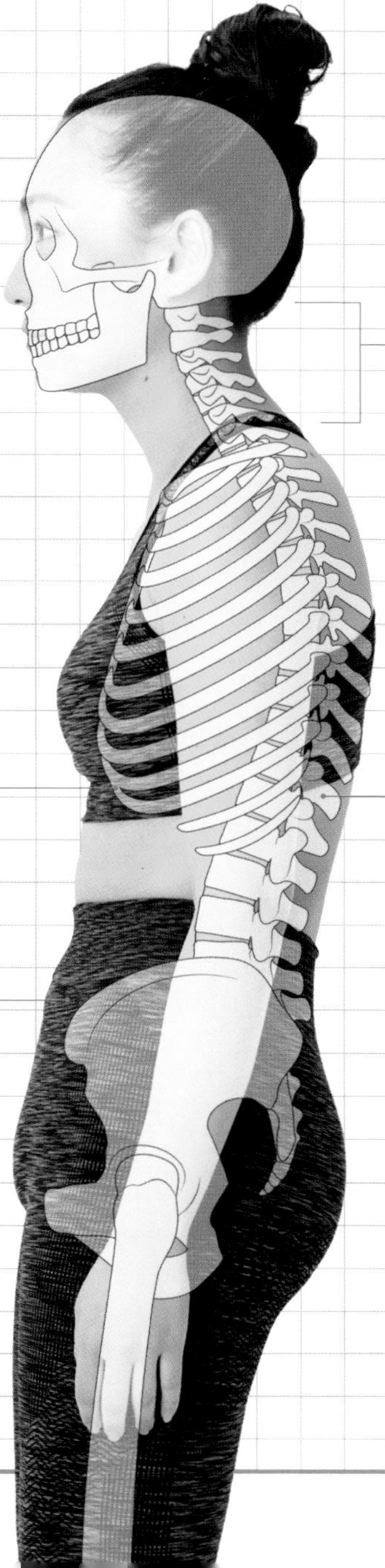

横隔膜の機能が低下

横隔膜が変形し、伸びたり縮んだりする筋肉の働きが低下します。また、必要以上に呼吸の回数が増え、身体全体の不調の原因になります。

肋骨が歪みお腹ぽっこり

肋骨が歪むと横隔膜や内臓の働きも悪くなりインナーマッスルもゆるみます。ウエストの細さに大きく関わるのは肋骨です。

肩こりや頭痛の原因に

肋骨が開くと呼吸が浅く、あごが上がるようになります。また、頭が前に突き出したストレートネックの原因にもなります。

背骨の歪みの原因にも

本来の背骨のカーブが崩れ、身体を支えられなくなり、姿勢が悪くなります。また支える力が減るので、関節や筋肉にも負担がかかります。

まずは呼吸の状態を客観的に把握する

人間は1分間で10回から15回の呼吸をすると言われています。しかし、日々忙しくしている人の多くは肋骨が歪んだ状態のため、慢性的に呼吸の回数が増え、普段から明らかに呼吸のしすぎの状態になっています。

ここで呼吸のチェック方法を紹介します。

1. 椅子にラクに座ります。
2. 呼吸が落ち着いていることを確認します。
3. 口からため息をつきます。
4. 口を閉じ、鼻をつまんで息を止めます。
5. 息を止めていられる時間を測定します。

あなたの呼吸レベルは？

×　24秒以下	呼吸に問題あり！　呼吸改善必須です。
△　34秒以下	注意が必要です。P44の呼吸をしながら背中を丸めましょう。
○　35秒以上	よい状態です。ストレッチをしてキープさせましょう。

起床時、すぐに測定すると正確なタイムが測定できます。注意点としては、決して無理をしないようにすること。息を35秒以上、止めていられると呼吸量が適切であると考えられますが、顔が紅潮する、首や肩に力が入る、終了時に呼吸の乱れが激しいなどのサインがあれば、35秒以上であってもクリアにはなりませんので、ご自身の状態をしっかり観察してください。

呼吸チェックの目的は、普段の自分の呼吸を客観的に把握することです。我慢をしてタイムを伸ばしてもかえって問題を見落とすことに繋がりますので、頑張らないようにしましょう。

肋骨の歪みのせいであなたの首は二重労働に！

スマホやパソコンに向かっていると、頭の位置が10センチくらい前に出ていると言われています。大人の頭はだいたい5～6キロくらいですから、それが10センチ前に出ることでおおよそ15～18キロ。首に5歳児1人分を載せながら長時間パソコンに向かっているようなものなのです。首も辛くなるし、肩がこるのは当然のことです。

さらに、長時間座った姿勢で身体を動かさないことにより、腹筋のまわりや横隔膜の筋肉が日々衰え、機能が低下していきます。

「呼吸を変えなければ身体の動作を変えることはできない」と教えてもらったことがあります。呼吸はすべての活動の基礎となっていて、生命を維持するために何よりも優先される運動です。呼吸に問題があれば、それを補うように身体は働き、肩や腰などほかの部位の過重労働を引き起こします。これを代償動作と言いますが、肩こりや腰痛、頭痛など身体の不調もこの代償動作によるものなのです。

いい呼吸をすると仕事や趣味のパフォーマンスが上がる

そもそも、肋骨が歪んでいると呼吸が正しくできません。しかし、呼吸をして身体に酸素を入れないと死んでしまうので、首や肩の筋肉が呼吸を助けてくれているのです。サッカーでいうと、フォワードがディフェンスもやっているような状態で、二重労働をさせられているようなものなのです。

「背中を丸める」ストレッチは、肋骨の歪みを改善することと同時に、正しい呼吸方法を獲得することが鍵となっています。呼吸は目には見えないし、それ自体は痛みを伴うこともないので、身体の不調の原因と思う方は少ないかもしれません。しかし、横隔膜が正常に働いて正しい呼吸をするようになると、仕事や生活、趣味のパフォーマンスが上がります。呼吸で人生は確実に好転するのです。

でもちょっと待って！
背中を
丸めるのと猫背は
大違い！

猫背は……

背中が丸まった猫背は、本来、働くべき筋肉がお休みをし、代わりに別の筋肉が働きすぎた状態になっています。背骨はS字カーブが乱れ、実は反り腰になっています。これでは、背筋をシャキッとさせたり、矯正ベルトをつけても効果は見られないでしょう。サボっている筋肉を目覚めさせ、反り腰を改善することから始めましょう。

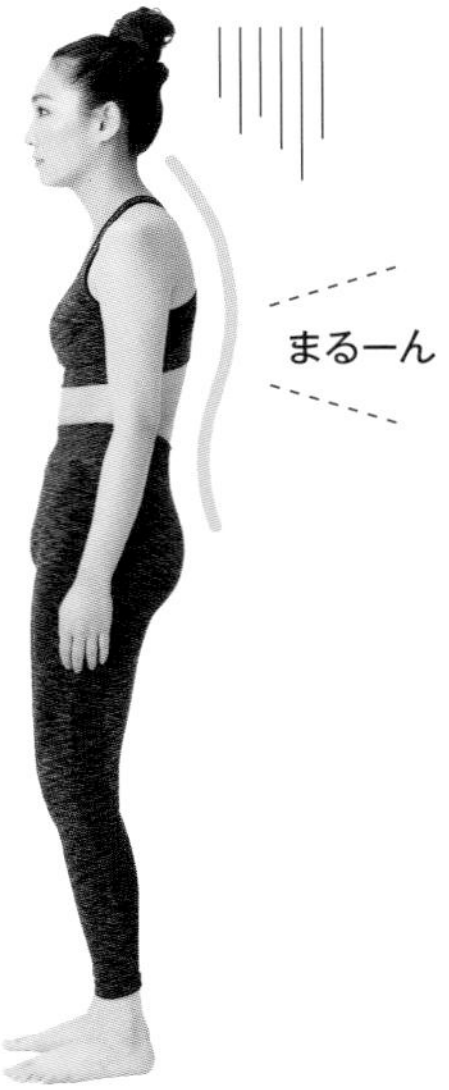

背中を丸めるのは……

背中を丸めると肋骨の歪みがなくなり、正しい背骨のS字カーブを獲得することができます。また、同時に正しい呼吸を意識することで、横隔膜の機能も改善します。肋骨、横隔膜、呼吸の3つが正常に作用するようになると、サボっていた筋肉が働きだし、身体のセンサーも整います。猫背はもちろん、不調がみるみる改善されるのです。

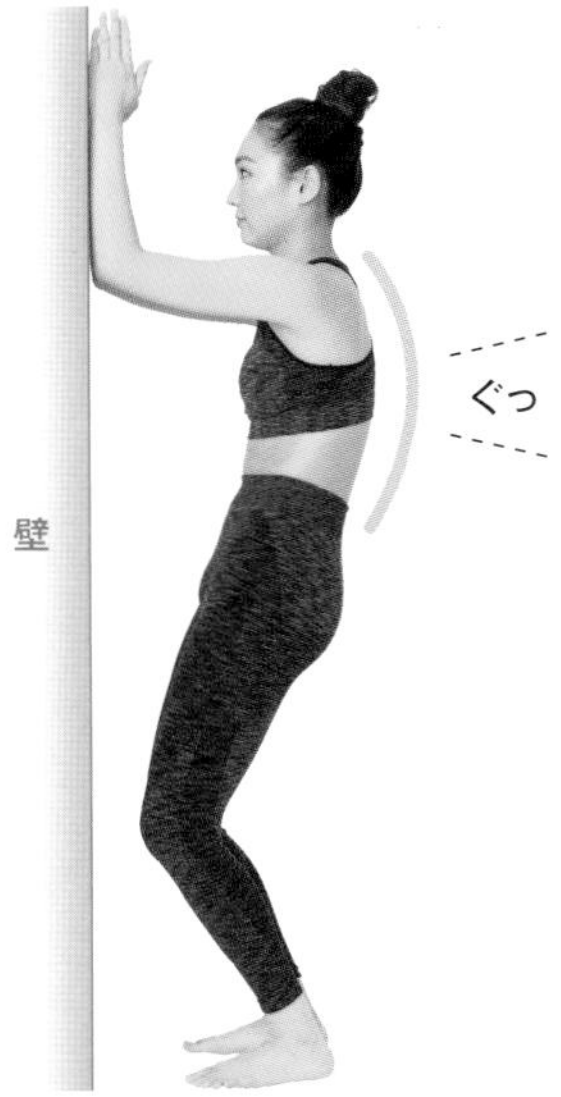

姿勢を正すと ＜ 猫背の状態

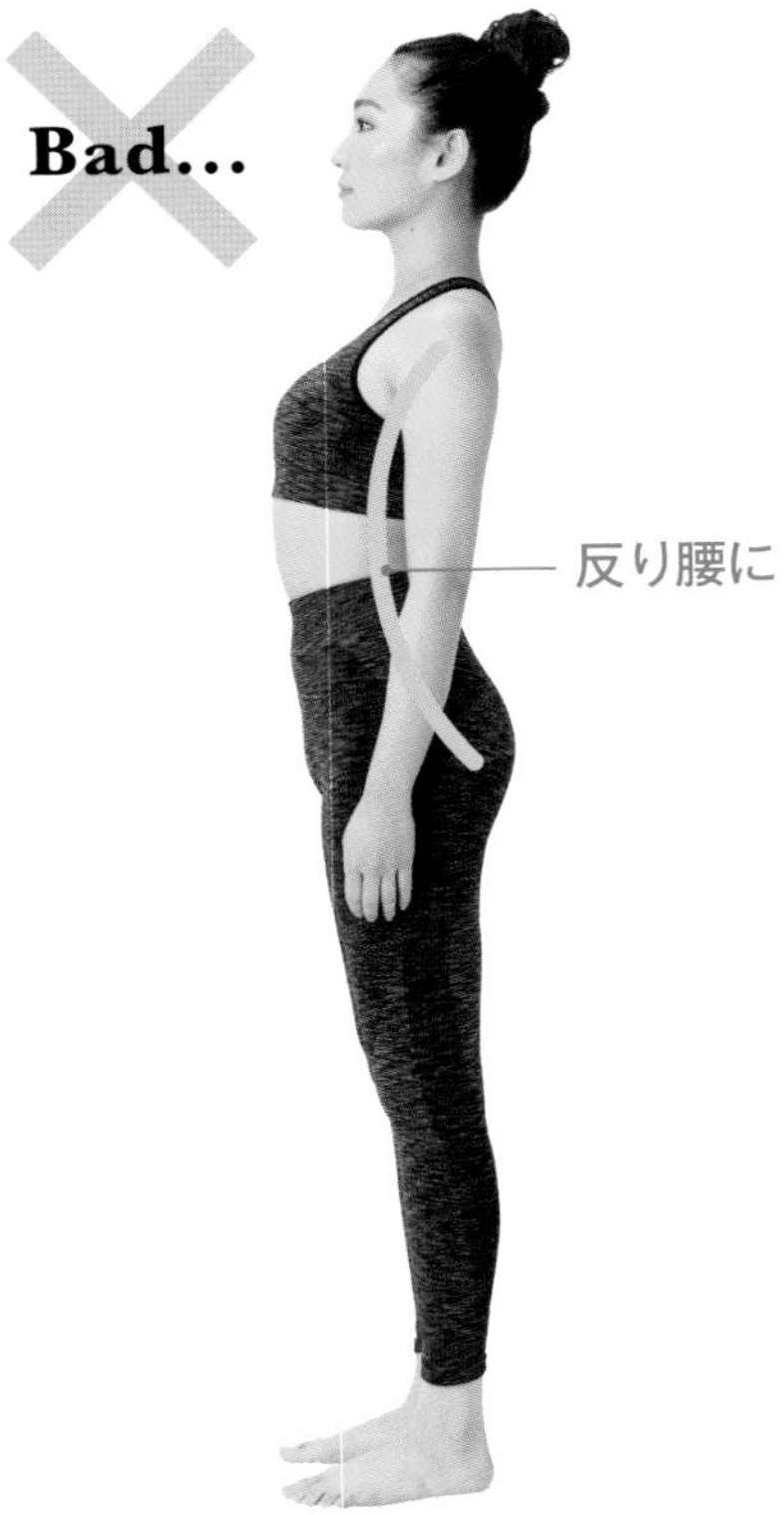

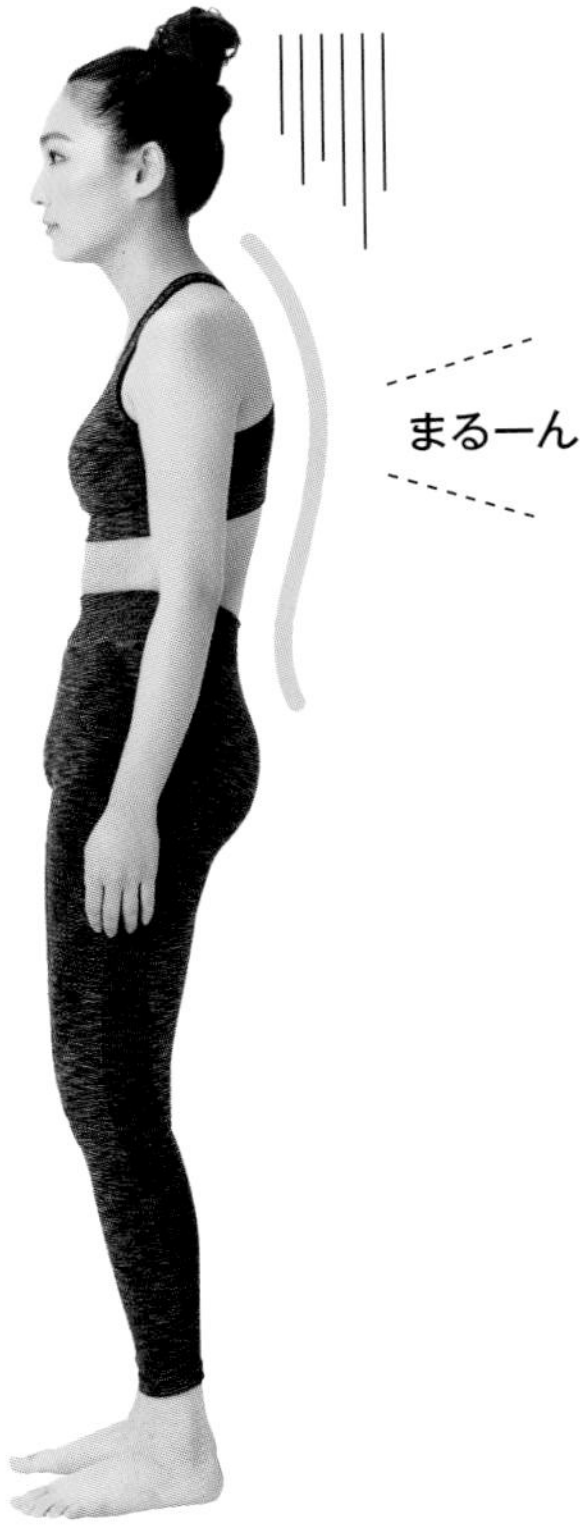

猫背の人がいくら背筋をシャキッとさせても、背骨のS字カーブが正しく整えられていないため、さらに反り腰の状態になってしまいます。

ダランとした猫背の姿勢は、背中が丸まっているように見えても、実は丸まっているのは背中の上部のみ。猫背のほとんどが反り腰なのです。

猫背の人が姿勢を正しても
反り腰になる

姿勢を正すと　背中を丸めた状態

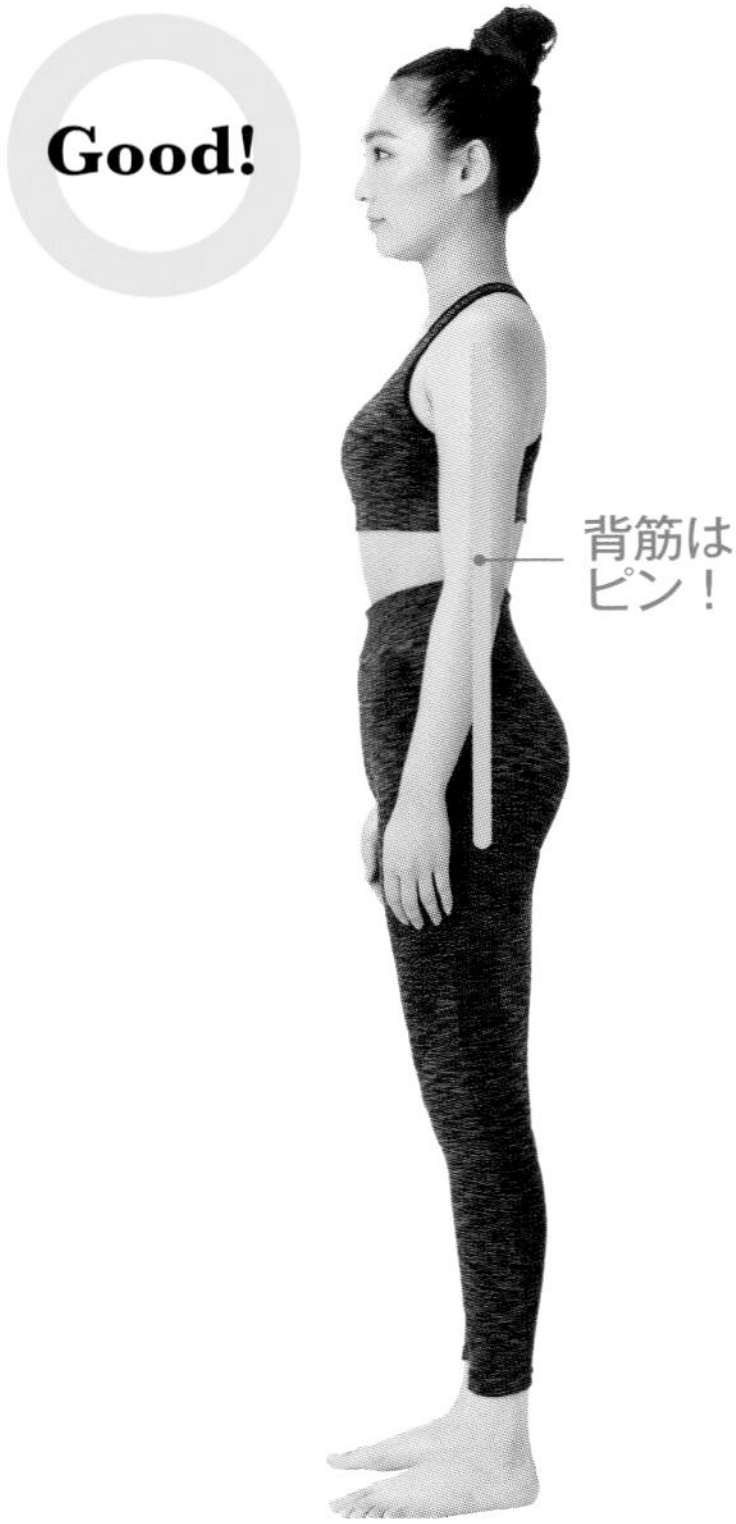

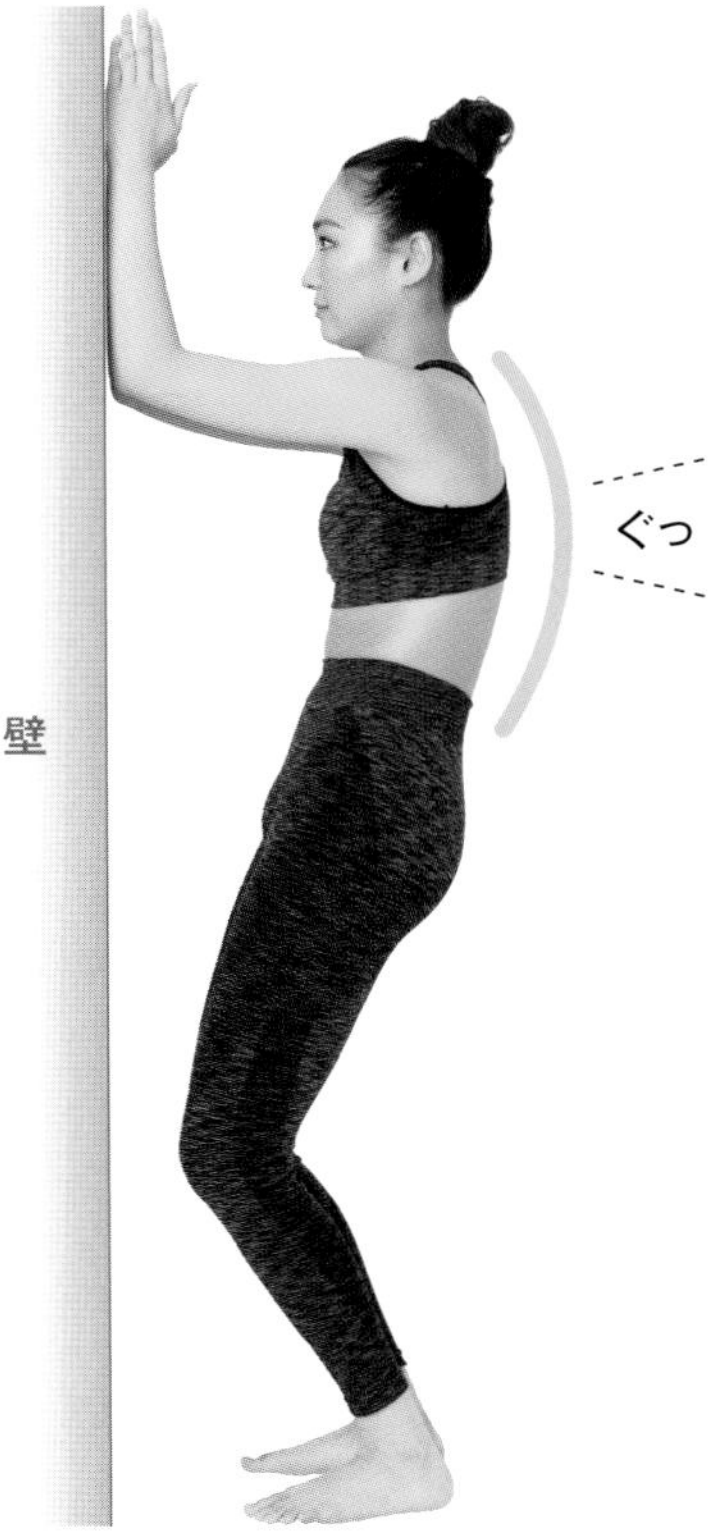

背中を丸めるストレッチをすると、意識しなくても背筋がピンとした状態に。肋骨の歪みがなくなり、猫背や反り腰が改善されます。

背中を丸めて、正しい呼吸をし、反り腰になっている背骨を正します。すると、前に出ている肋骨が正され、横隔膜の働きが正常になります。

背中を丸めてから姿勢を正すと
背筋がピンとまっすぐに

猫背の人が無理に背筋を ピシッとさせると反り腰になる

猫背を改善するために背筋をシャキッとさせるなど、肋骨が歪んだ状態でいくら姿勢を正しても意味はありません。また、背中をまっすぐにするために背筋の筋力アップをしても猫背が大きく改善されることはありません。

猫背の原因は、多くの場合筋力の問題ではないからです。

それどころか、背筋を伸ばすと一見いい姿勢に見えても、背骨の正しいS字カーブが正しく獲得できずに、腰が反っている状態になることもあります。無理に姿勢をよくしようとすることは、反り腰を助長していることと同じなのです。猫背を改善させるためには、まず身体のセンサーを呼び覚ますトレーニングをして、理想的な背骨のS字カーブを獲得することが必要になります。

背骨のカーブの消失と肋骨の歪みが身体の不調の原因

理想的な背骨のS字カーブとは、首は前向きに、背中は後ろ向きにカーブし、腰は再度前向きにカーブしています。しかし猫背や反り腰の姿勢だと、3つあるはずのカーブの数が2つのような状態になっています。

悪い姿勢で座り続けていると、肋骨が前へと突出した状態になります。また、頭が前に出たまま座り続けると、肋骨がつぶれ、肺の拡張が十分にされず呼吸や機能が低下します。では、背骨を理想的なS字カーブにするにはどうしたらいいのでしょうか。それにはまず、消えてしまっている背中の後ろ向きのカーブを作ることが大切になります。「背中を丸め、肋骨の歪みを正す」。実は、これだけでいいのです。

身体のセンサーを正さなければ猫背は改善できません！

現代に生きる多くの人が、ちょっとした待ち時間や電車に乗っている間でもスマホを片手にうつむいていたり、何時間も前かがみの姿勢でパソコンを操作していたりするなど、猫背になって当然のライフスタイルを送っています。

猫背に悩んでいる方は「姿勢を意識的に正そう」と背筋をシャキッとさせたり、伸ばしたり、または矯正ベルトをつけてみたりしたことがあるかもしれません。けれど、その時は背筋がピンとなるのに、無意識の状態だと結局、猫背になっているということも多いのです。

背筋を無理に正しても、矯正ベルトをつけても猫背が根本的に改善されることはありません。なぜなら、姿勢は無意識のうちに自動的に調整されているものだからです。

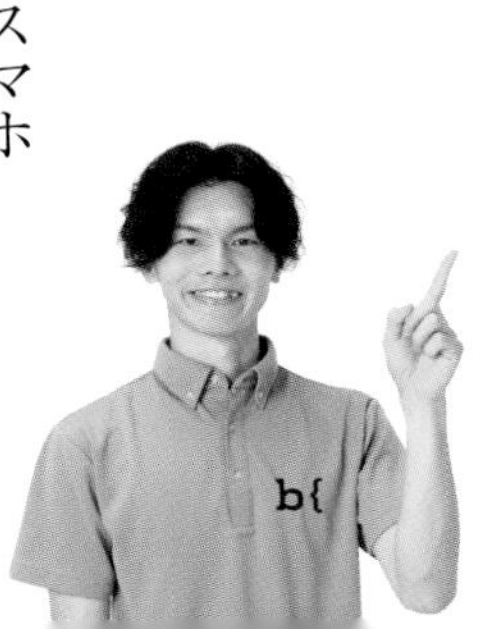

身体を動かさないと正しい姿勢がとれなくなる

姿勢というのは、身体のあらゆる部分から脳に向かって送られる情報をもとに脳からの指令で制御されています。脳は「今あなたはこういう状態なので、これくらいの力を出して姿勢を保ちましょう」という指令を出しているのです。現代の私たちは、パソコンやスマホを見る時間が長く、目を過剰に働かせている一方で、座りすぎや運動をしないことで身体のセンサーが弱っている状態にあります。身体を動かさないことが習慣化して、脳から送られる情報の質が悪くなっています。そもそも情報があっているのか間違っているのかさえ、あやふやになっているのです。

例えば、会社でいうと脳は社長にあたり、身体の各部位にそれぞれ仕事をさせようと指令を出します。その指令を下す情報がでたらめだと、社長である脳がうまく指令を出せなくなります。指令が出ていない身体は、それぞれ誤作動を起こし、その場に適した姿勢がとれず猫背の状態になっているのです。

反り腰は横隔膜の機能を低下させ、呼吸の機能まで落としてしまう

横隔膜の機能が改善すると、猫背が直り、無意識でもいい姿勢を保つことができるようになります。横隔膜の機能が上がると猫背が直るのはなぜなのでしょうか。一つには、横隔膜は「正しい呼吸」を作り出す源だからです。

安静時、呼吸は、息を吸う時のみ筋肉を使っていますが、その約8割の役割を横隔膜が担っています。しかし、日中、満員電車で押しつぶされ、時間に追われ、やらなきゃいけないこともたくさんあって、ずっと緊張状態にあり、呼吸量が多くなりがちです。さらに肋骨が歪み横隔膜の機能が低下すると通常の2～3倍もの量の呼吸をするようになります。慢性的な緊張状態によって、横隔膜だけでなく、首や肩の筋肉を使って息をするようになるのです。横隔膜の機能低下は他の筋肉を過剰に使うことに

なり、首こりや肩こり、頭が前に出た姿勢の原因になります。

二つめは、横隔膜は「姿勢維持」を担うからです。

横隔膜はドーム状をしていますが、収縮することでお腹に圧力がかかり、姿勢の維持に貢献します。しかし、反り腰で姿勢が悪くなると横隔膜が変形し、うまく筋肉が伸びたり縮んだりできなくなります。

反り腰は横隔膜の一番の大敵なのです。

猫背を改善するために大切な3つのこと

猫背を直そうと思って、背中を反らせるトレーニングを行うと余計に反り腰を助長し、横隔膜の機能が下がりますます猫背になります。猫背を改善するには、まずは反り腰を直し横隔膜の機能を高めること、そして呼吸を整えること、さらにきれいな姿勢に必要な筋肉を刺激し、身体のセンサーを呼び覚ますことが必要なのです。

あなたの肋骨は大丈夫？
チェックしてみましょう

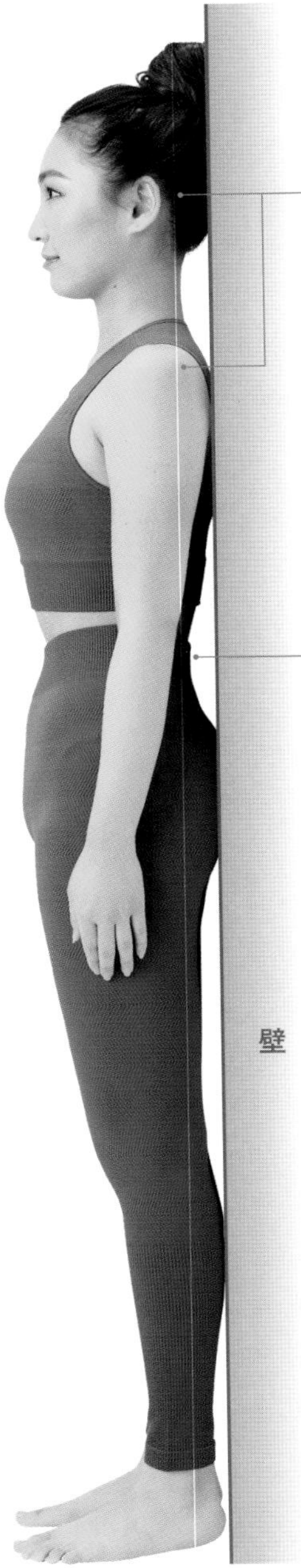

チェックポイント 1

頭と肩が壁についているか

壁に背をつけ、後頭部の位置をチェック。頭が壁にラクにつき、首と壁の間に指が2本くらい入ればOKです。

チェックポイント 2

腰と壁の間の隙間は適度に

背中とお尻を壁にくっつけ、腰と壁の隙間をチェック。手のひらが入るくらい開いていると背骨のS字カーブが理想的な形に。

壁に背中とかかとをつけて立ちます

ストレッチをする前に、今現在の肋骨が正しい位置にあるのかチェックしてみましょう。リラックスした姿勢で壁を背に立ちます。頭が壁につかない、腰と壁の間の隙間が開きすぎる人は、肋骨の歪みを改善する必要があります。

こんな人は危険です！

NG 腰と壁の間が開きすぎ

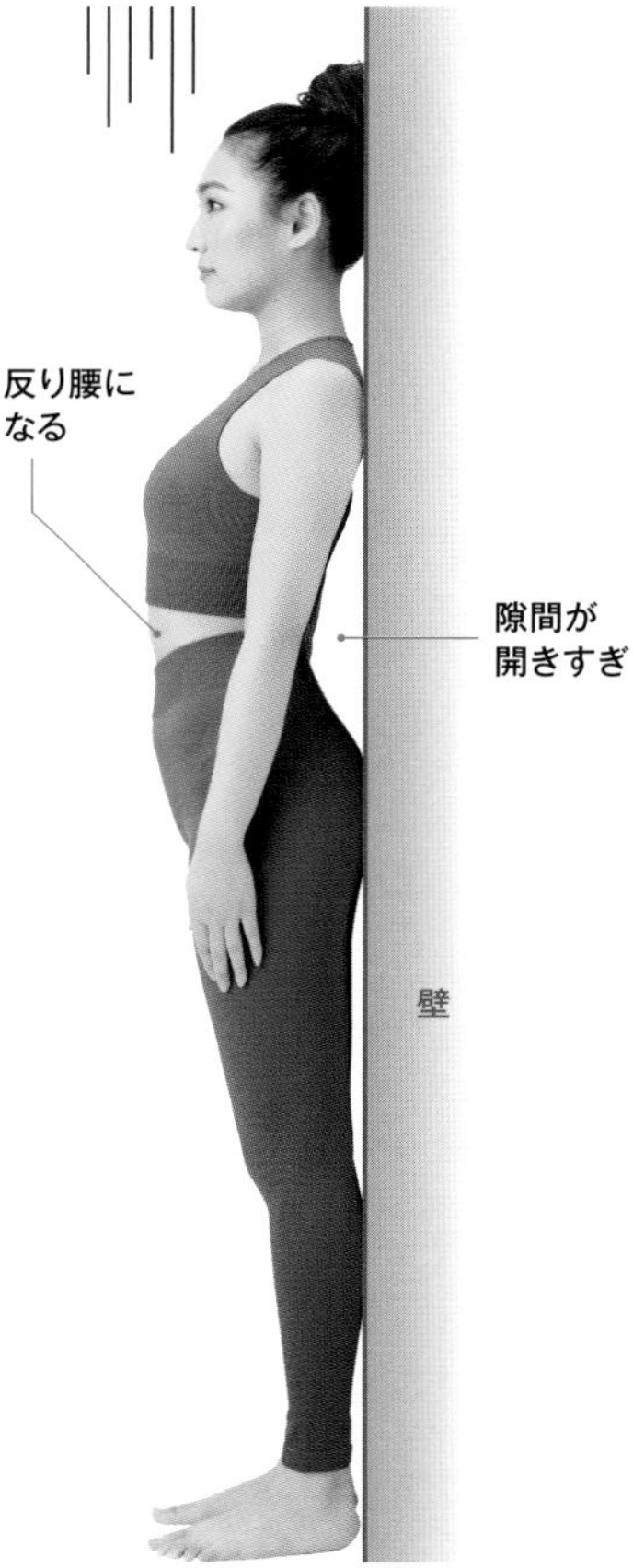

姿勢をよくしようとして力を入れて腰と壁の間の隙間が開きすぎてしまう反り腰。よい姿勢に見えますが、肋骨が歪んでいます。

NG 後頭部と肩が壁につかずに浮く

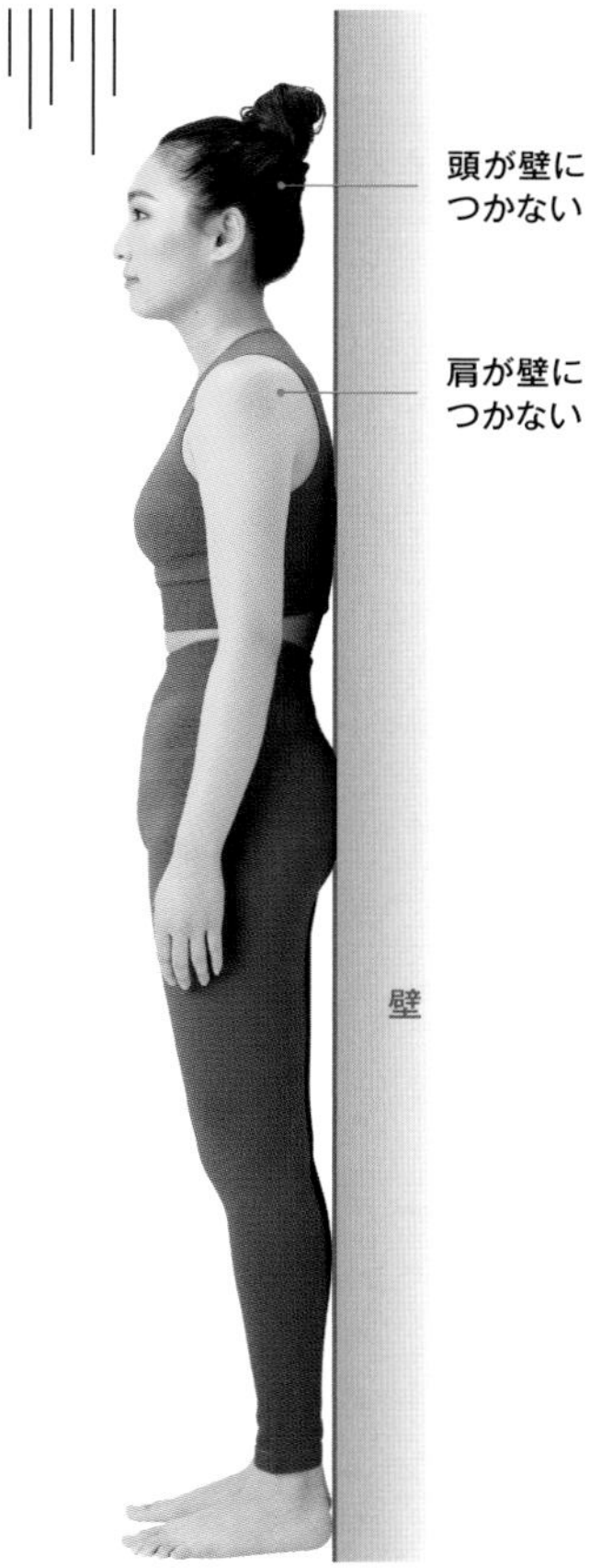

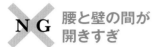

背中とお尻を壁につけた状態なのに、頭と肩が壁につかない人は猫背の証拠。日常であごが上がってしまう人も要注意です。

背中を丸めてここが変わった
姿勢改善！
5名の実例レポート

姿勢がシュッと改善したら身長まで伸びました！

横田貴治さん（29歳）

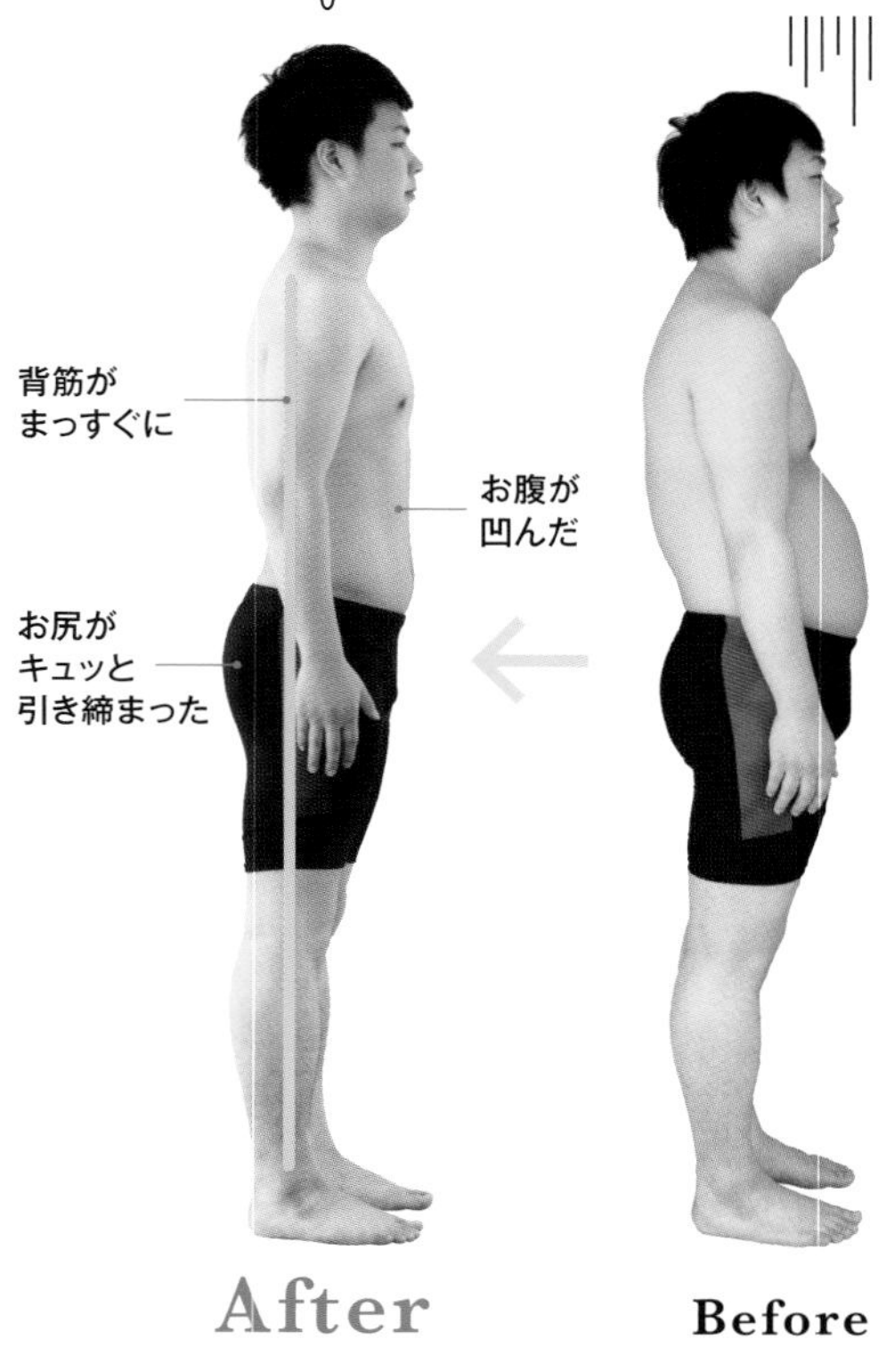

デスクワークが中心の仕事で、体重の増加が気になっていました。ダイエットとあわせて背中を丸めるストレッチを寝る前や出社前に毎日行うようにしました。すると1週間程度で体重が落ち始め、2ヵ月でマイナス7・5キロ、本当に嬉しかったです！ また、姿勢が改善され、驚くことに身長が1・5センチも伸びました。

鏡に映った自分を見て、姿勢がよくなったことに驚きです

ハヤカワ五味さん（24歳）

身体を動かすことに苦手意識がありましたが、トレーニングを始めてから普段の生活の中でも姿勢や動き方を意識するように。長年、猫背で悩んでいましたが、背中を丸めるストレッチを始めて、姿勢が格段によくなったと感じています。今では、意識をしなくても正しい姿勢が保てています。身体を動かすことが苦手な人にこそおすすめです。

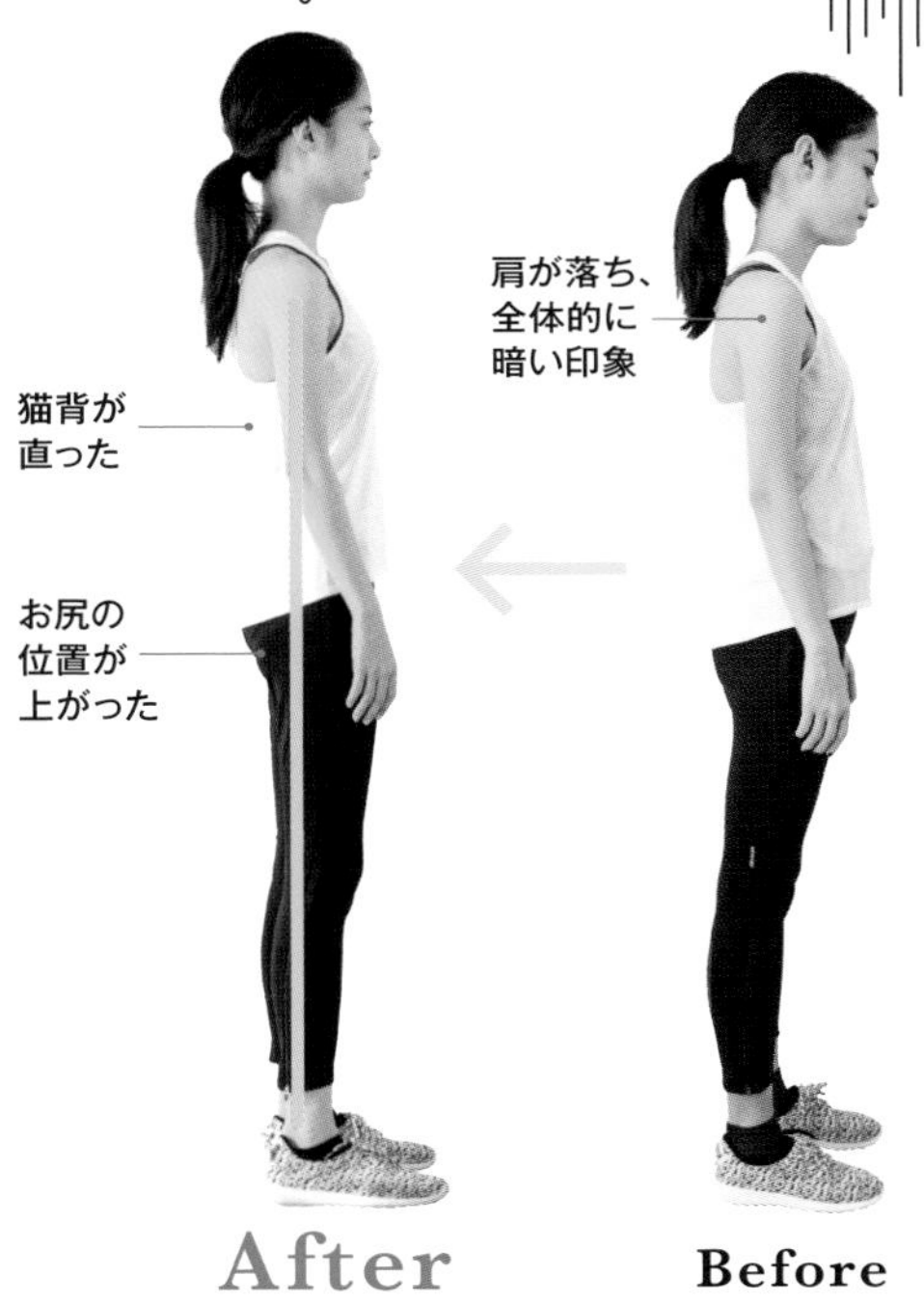

身体の歪みがなくなり趣味のフットサルのパフォーマンスがアップしました

木原悠葵さん（27歳）

毎朝、「壁に向かって背中を丸める」をし、骨盤のストレッチや負荷のあるトレーニングをして一日が始まります。ストレスがないので毎日楽しく続けることができます。目に見えて変わったのが姿勢。最初は身体全体に歪みがありましたが、まっすぐ理想的な姿勢になりました。また、半年ほど経った頃から、趣味でやっているフットサルのパフォーマンスが向上しました。ほかには、体重が2キロ減。100歳になっても背筋ピンを目指します！

昔からの知り合いに綺麗になったねと言われます

瀬戸由紀恵さん（39歳）

子供の頃から、猫背や身体が硬いことに悩んでいました。ほぼ毎日、背中を丸め、呼吸を整えて身体をリセット。少しずつ姿勢が改善しました。また、ダイエットでもリバウンドすることがなくなり、いつの間にか、パンツのサイズがダウンしていました。知人から、綺麗になったねと言われます。背中を丸めると、人生が変わります！

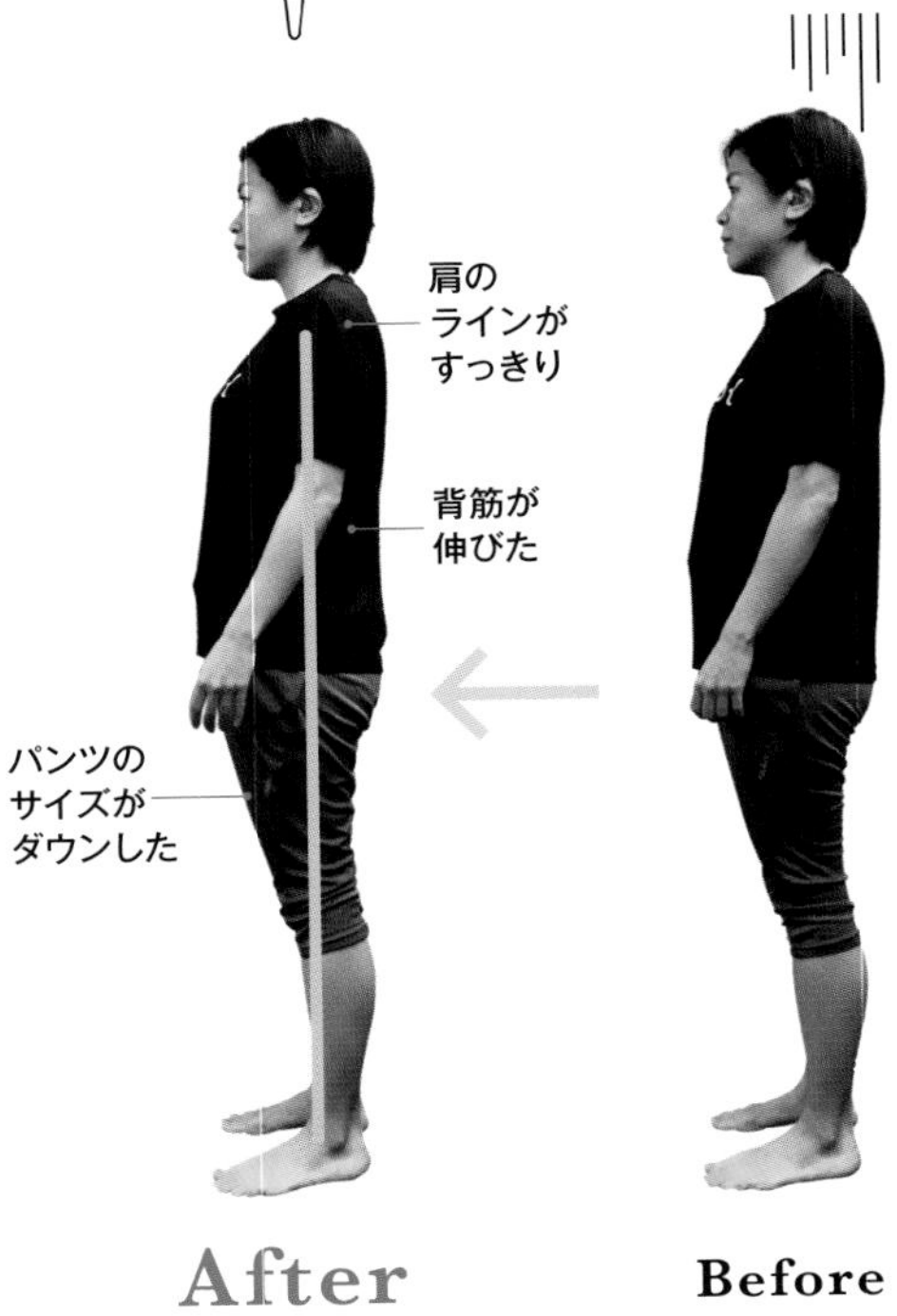

姿勢がよくなってから肩こり、首こり、ぽっこりお腹がなくなりました！

室井陽子さん（43歳）

デスクワークによる身体の歪み、巻き肩や猫背に悩んでいました。鈴木さんのご指導を受けるようになってから半年で肩こり、首こりがなくなりました。また、体重はそのままなのに、背中のお肉やぽっこりお腹が解消。今までジムでガッツリ筋トレをやっていたのはなんだったのって（笑）。正しい姿勢を維持できれば、結果的に、見た目も身体の不調も整います。鈴木さんは探究心の塊みたいな方、必ず結果を出してくれる頼もしい存在です。

Chapter 2

5段階で
背中を丸める

肋骨の歪みを整え呼吸を正す

重心の低いステップから徐々にコツをつかむと
肋骨の歪みが改善されていくのを感じるでしょう。
毎日数分の背中を丸めるストレッチで、仕事や生活の
パフォーマンスが上がるのを実感できるはずです。

背中を丸めて肋骨と骨盤を正しい位置に戻すためには、

5つのステップが

必要です。

この5つのステップを順番にマスターしていくだけで

1～2週間で効果を実感でき、

長年悩まされていた症状がなくなります。

1つのステップごとに2~3日ずつやってみてください。
効き目が実感できたら次のステップに進んでください。

1 正座で丸める

肋骨の歪みを正す基礎的なストレッチ。重心を低くし、背中を押し上げるようにして丸めます。

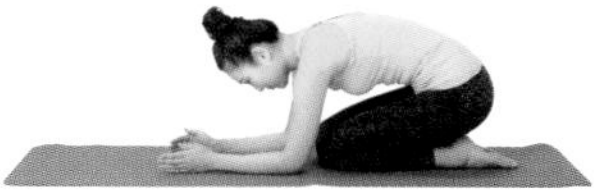

2 四つんばいで丸める

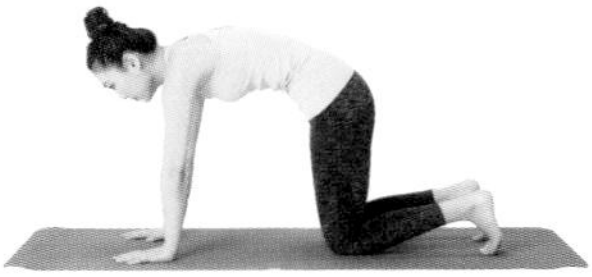

ヒザと手をついて四つんばいになり、骨盤を後傾させるように、背中を天井に向かってグーッと丸めます。

3 椅子に座って丸める

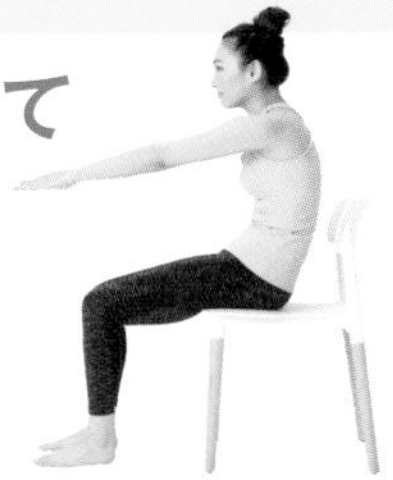

座った姿勢で背中が盛り上がるように丸めて歪みを正します。腕を斜め下に伸ばしながら行います。

4 壁にもたれて丸める

壁に背中をぴったりくっつけたら、腕を斜め下に伸ばしながら背中を丸めます。

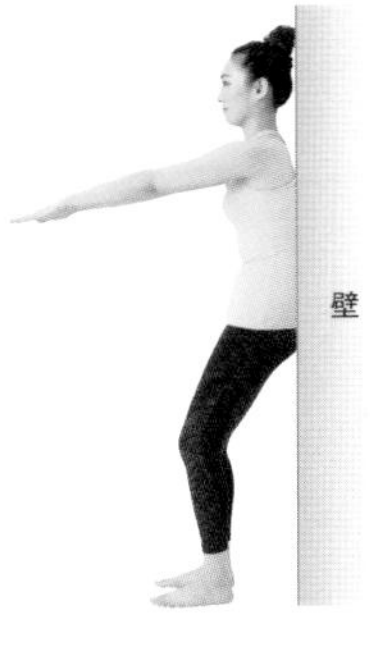

5 壁に向かって丸める

壁に向かって立ち、ヒザを曲げながら背中を丸めます。脇の下の前鋸筋に働きかけます。

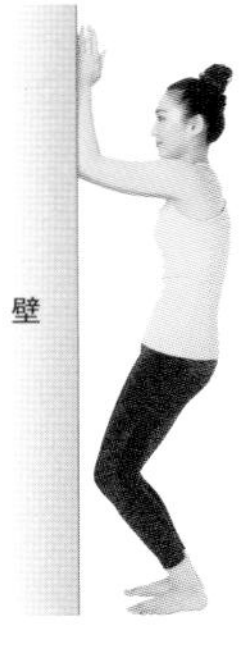

5つのステップは順番にマスターしていくことに意味があります

［赤ちゃんで例えると……］

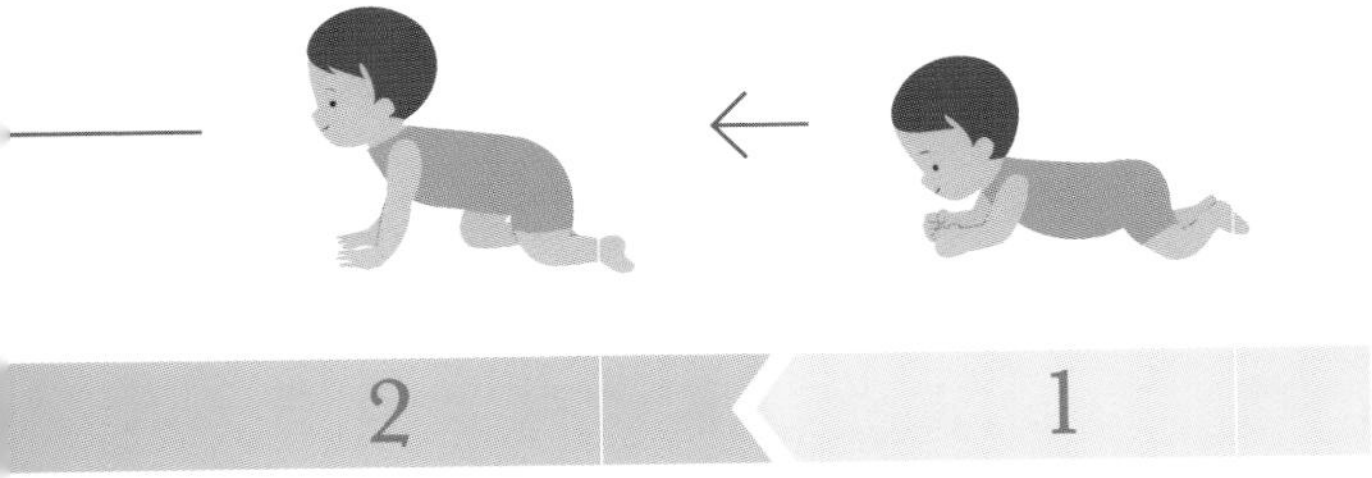

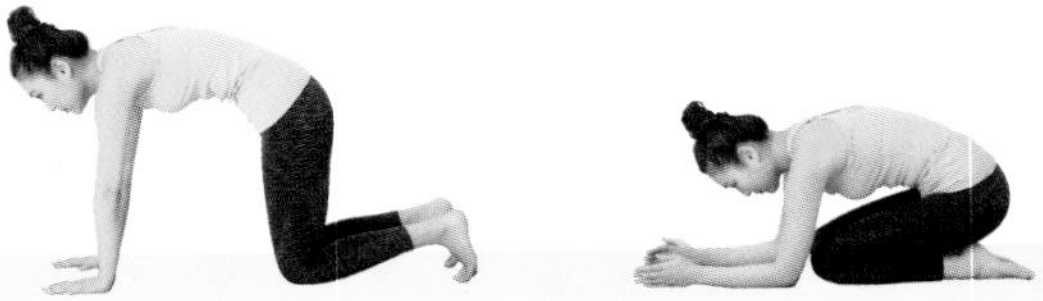

四つんばい ← 正座

背中を丸めるストレッチは、年齢や性別、運動習慣の有無に関係なく、どんな状態の人でも実践できるようになっています。

　正座から壁に向かって立つまでの5つのステップを順番に行うことで、人が生まれてから立ち上がるまでと同じ動きをたどっています。赤ちゃんが生まれてすぐに立つことができないように、重心の低いポーズからス

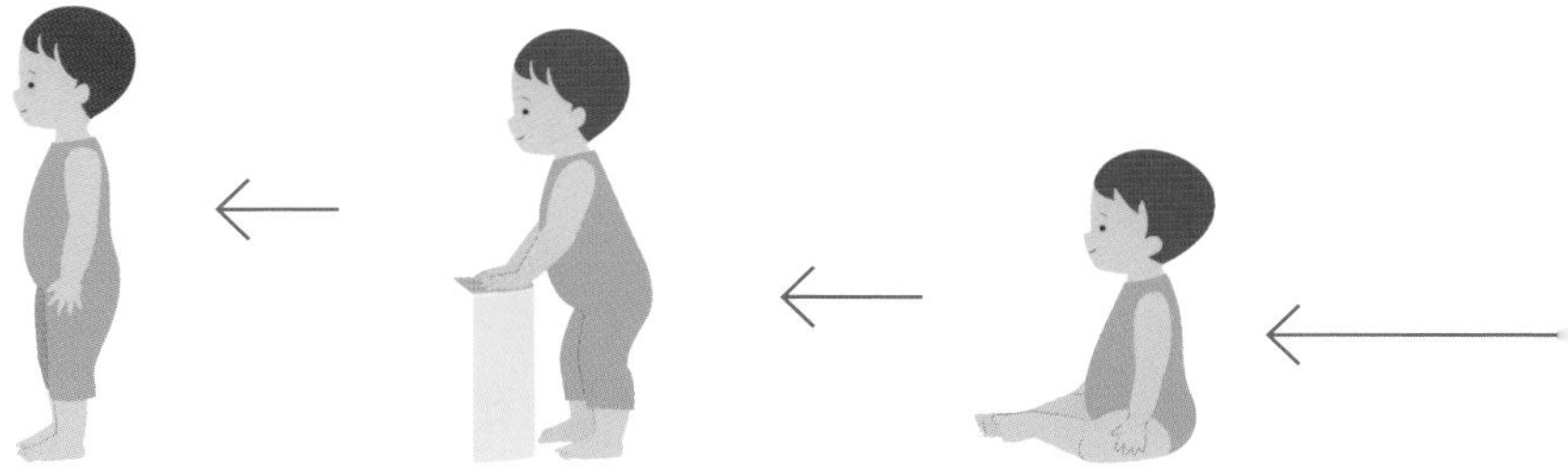

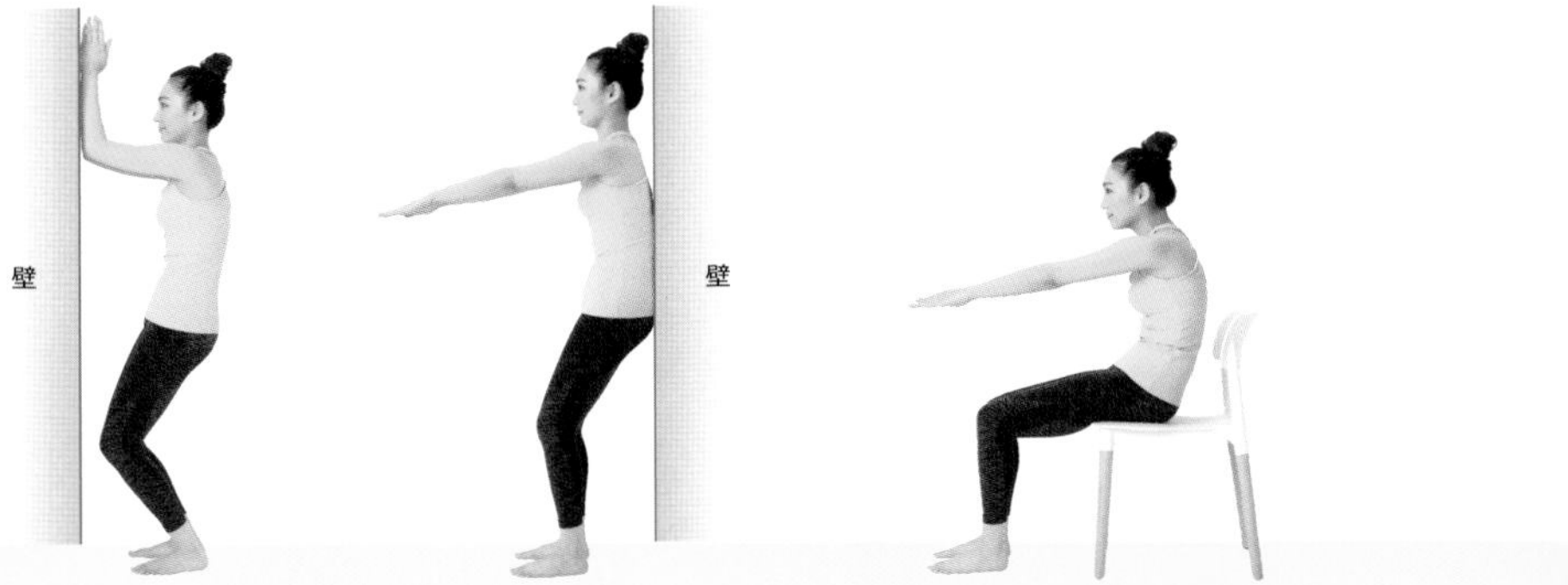

3 椅子に座って

4 壁にもたれて

5 壁に向かって

タートすると、それぞれの体操が着実にできるようになるのです。

ポイントとなるのは、呼吸を整えリラックスして行うこと。そのためにも、無理はせず、重心の低い簡単なステップから進めていくことが大切です。

では、さっそく始めてみましょう

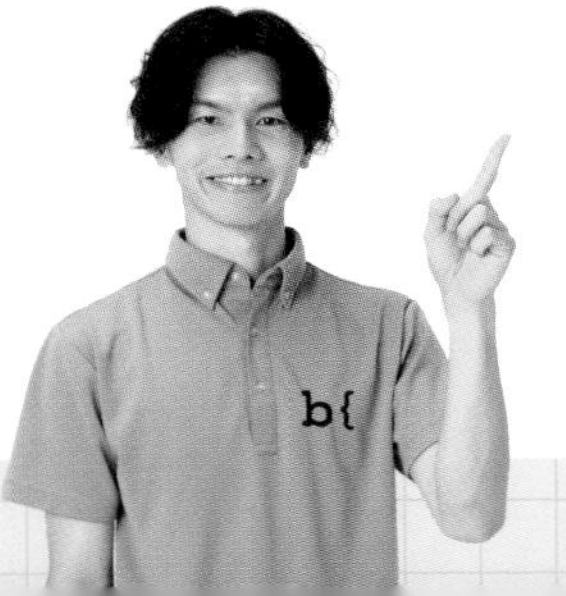

ストレッチをするときの
基本の呼吸

**本書のストレッチすべてに大切なのが呼吸です。
間違った呼吸のままだと、せっかくのストレッチも効果は半減。
ここで、基本の呼吸をマスターしましょう。**

口から吐く　5秒

口をすぼめ、風船を膨らませるようなイメージで息を5秒かけて細く長く吐ききります。お腹や肺など、身体全体に溜まった空気をすべて出すイメージで吐ききることが大切。

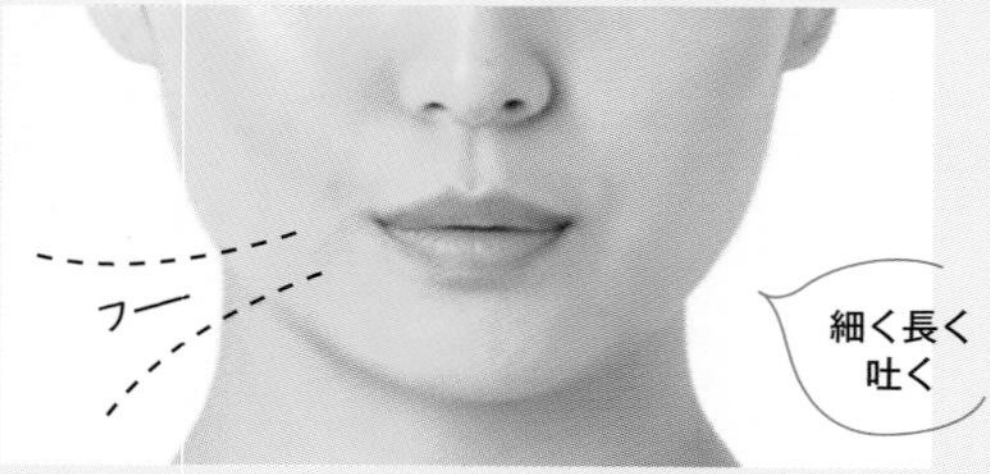

↓

息を止める　5秒

吐ききったら5秒息を止める。舌を口腔内の上アゴにつけておきます。

↓

鼻から吸う　5秒

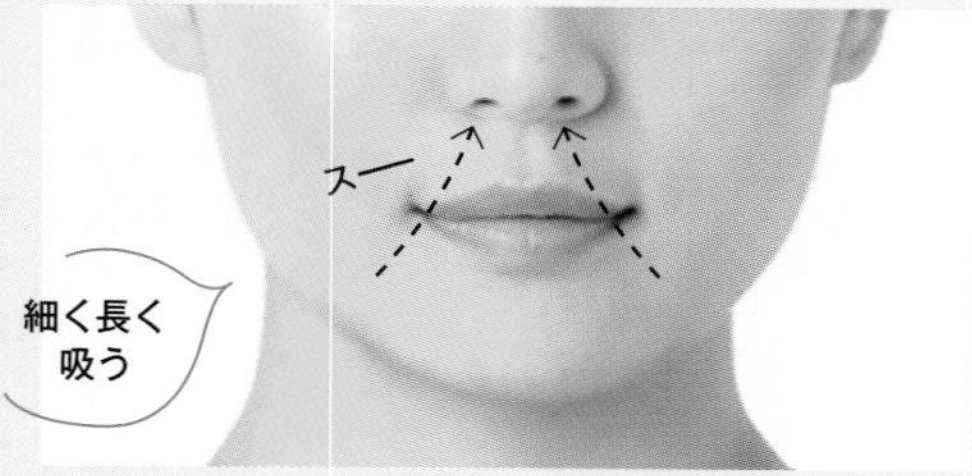

次に5秒かけて鼻から空気を吸い肺に入れます。静かに、ゆっくりと吸うのがポイント。一気に吸ってしまいがちですが、すぐにできるようになります。

Good! 正しい姿勢は正しい呼吸で作られる

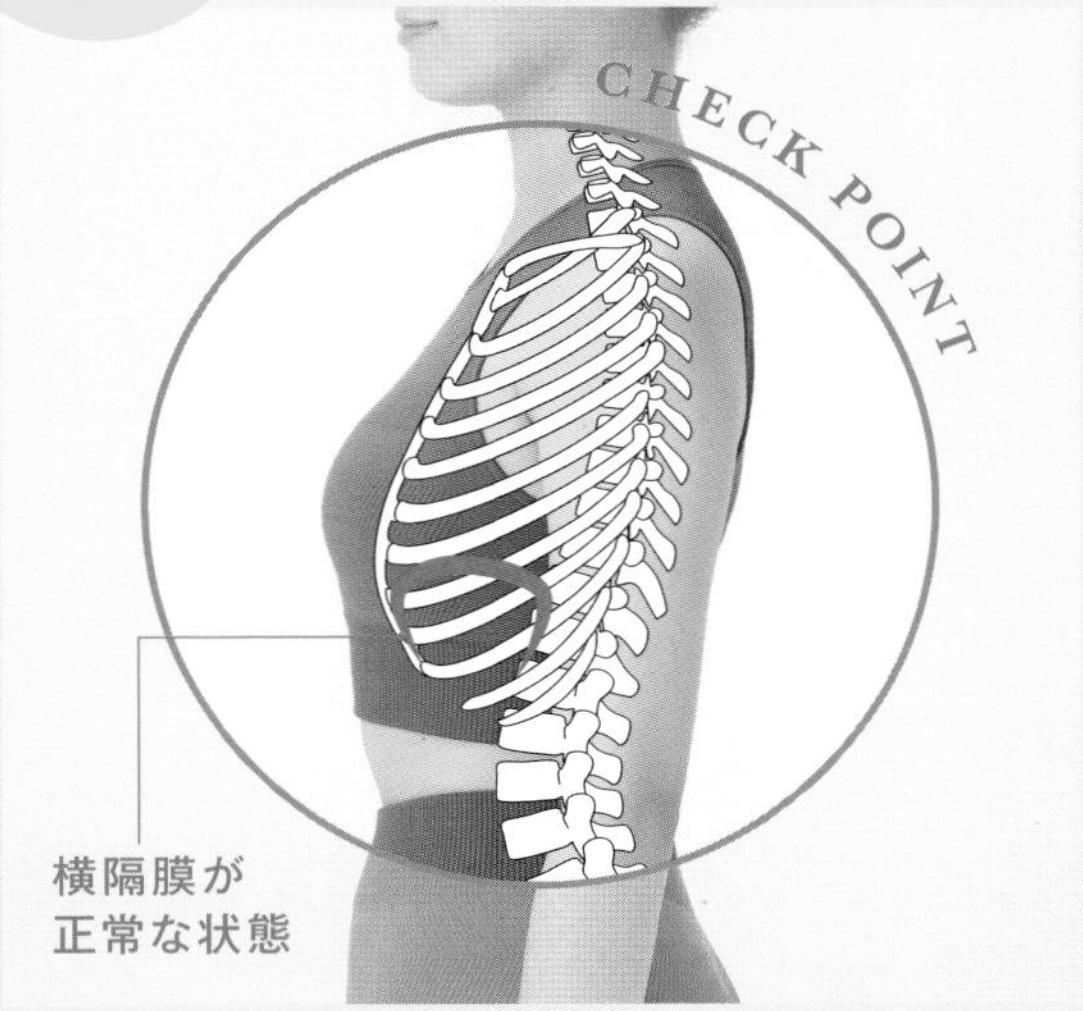

安静時に胸とお腹の動きを観察し、かすかにお腹の動きが感じられれば、正しい姿勢だと言えます。胸が動く、あるいはお腹の動きがはっきりとわかると、呼吸の量が多くなっている状態です。読書やスマホ、仕事をしているときには、かすかにお腹の動きが感じられるくらいの呼吸量で十分。少ない呼吸量で身体を維持できるのです。

Bad... 呼吸の状態が悪いと反り腰に

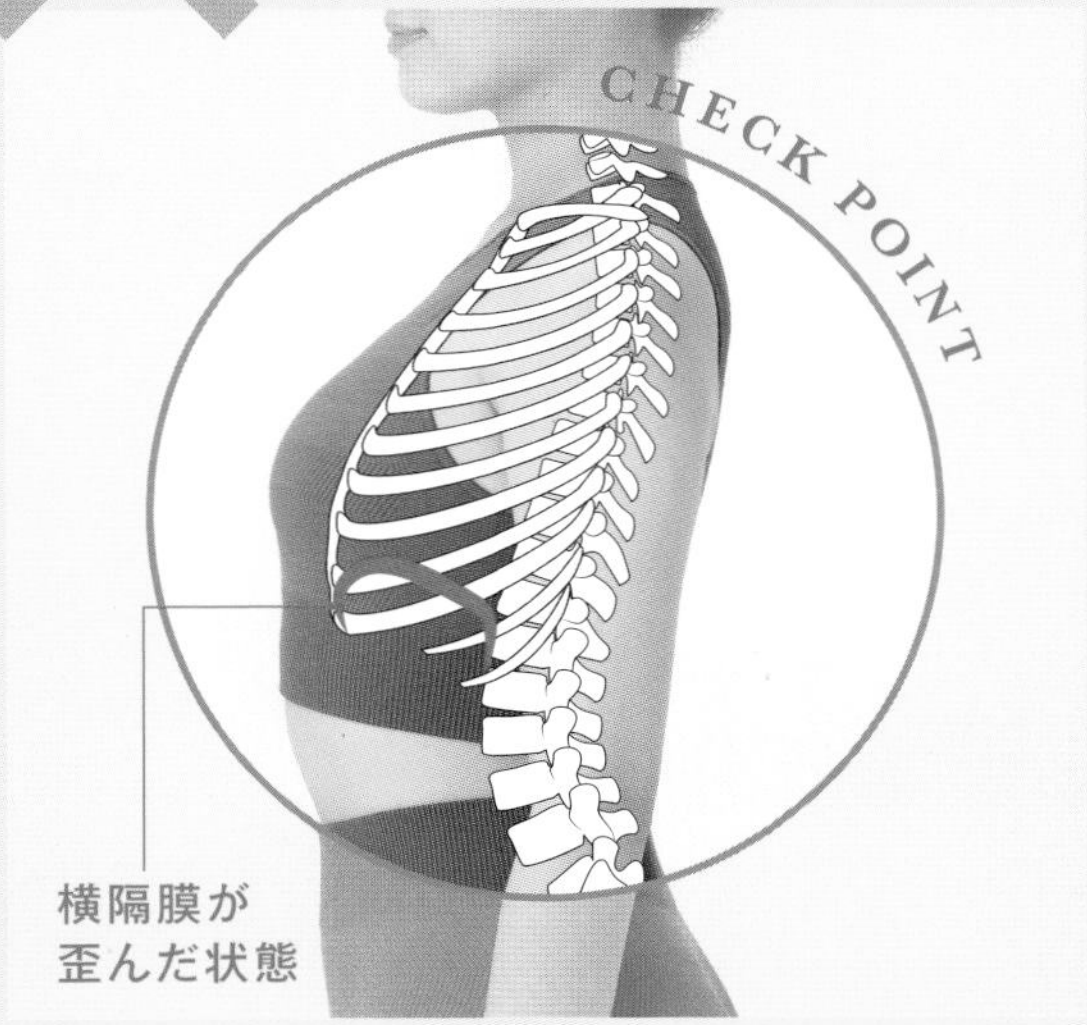

一見すると正しいように見える姿勢ですが、腰が反っているため呼吸がうまくできない状態です。反り腰で横隔膜の働きが悪くなると、肩や腰などの筋肉を使って呼吸をするようになります。背骨のカーブがS字を描けず反り腰になります。すると、衝撃を吸収できずに関節や筋肉に負担をかけ、身体全体の歪みや痛みに繋がります。

正座で丸める

準備するもの　ヨガマット（あれば。畳の部屋ならなくてもOK）

正座をして背中を丸め、呼吸を整え肋骨の歪みを正します。
運動不足の方や腰痛に悩んでいる方でも簡単にできるので、
まずはこのストレッチで効果を感じましょう。

1　正座をします

リラックスした状態で正座をして
スタートです。

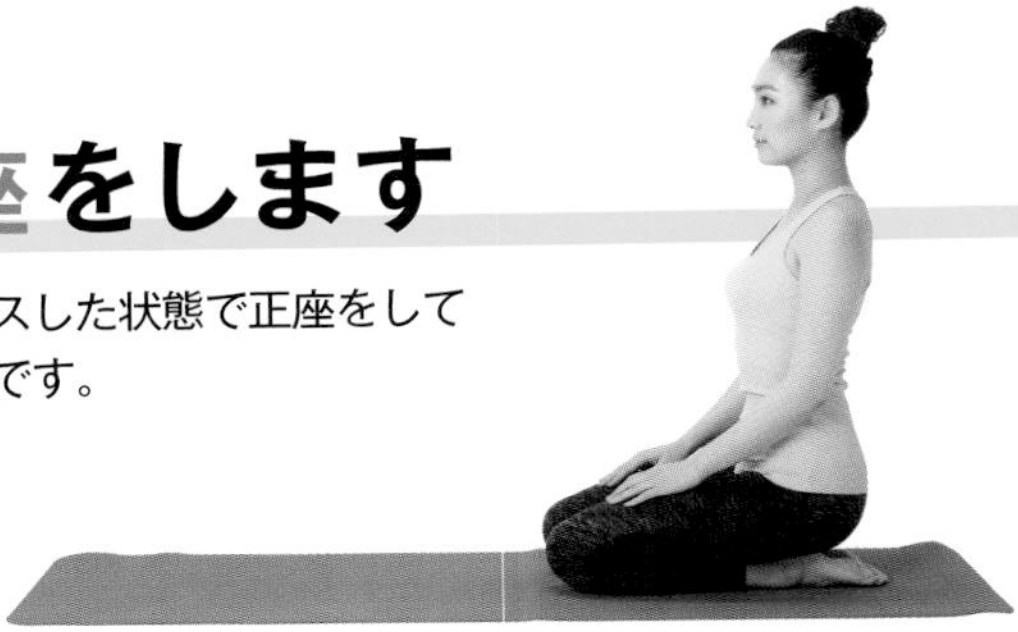

2　床に腕をついて頭を下げます

上体を前に倒したら、両腕を肩から真下に下ろし
ヒジをつきます。顔と床は平行にしましょう。

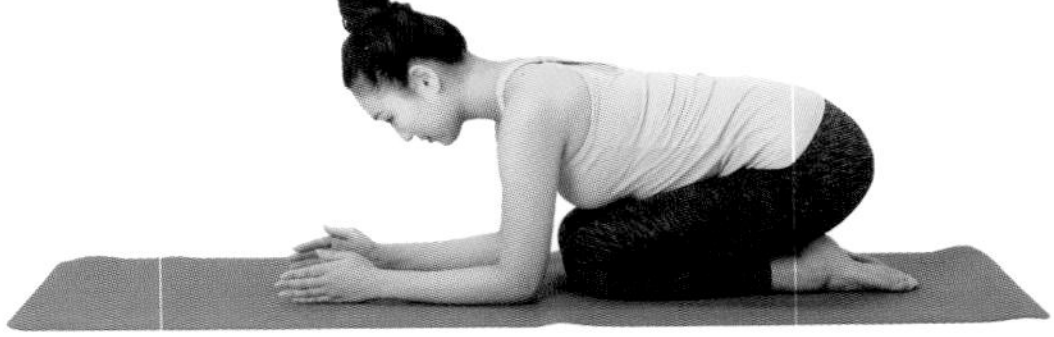

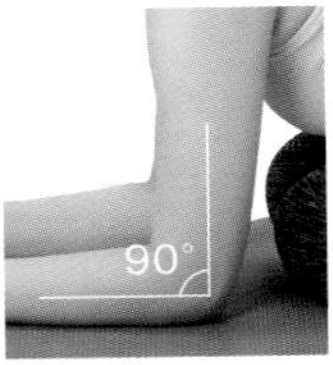

ヒジの角度は90度に
ヒジは直角に曲げて、肩から腕がまっすぐ下りるようにしましょう。

3 背中を丸めます

背中を天井に押し上げるようにしてぐぐっと丸めます。腹筋を意識して息を5秒かけて口から吐ききり、5秒息を止めたあと、5秒かけて鼻から息を吸います。これを4回繰り返しましょう。

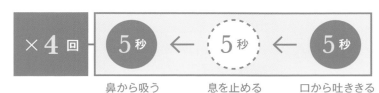

×4回 ― 5秒 ← 5秒 ← 5秒

鼻から吸う　息を止める　口から吐ききる

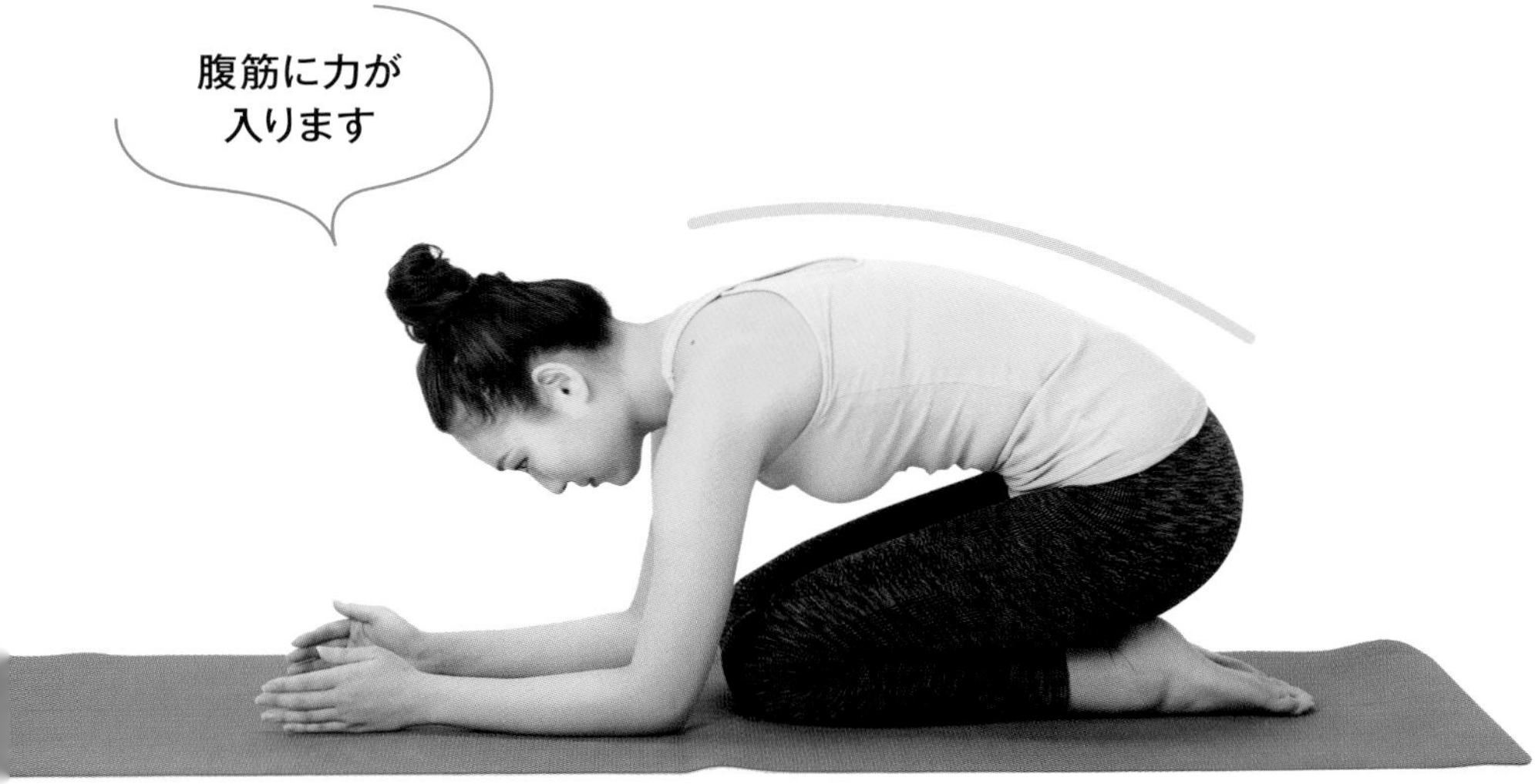

NG

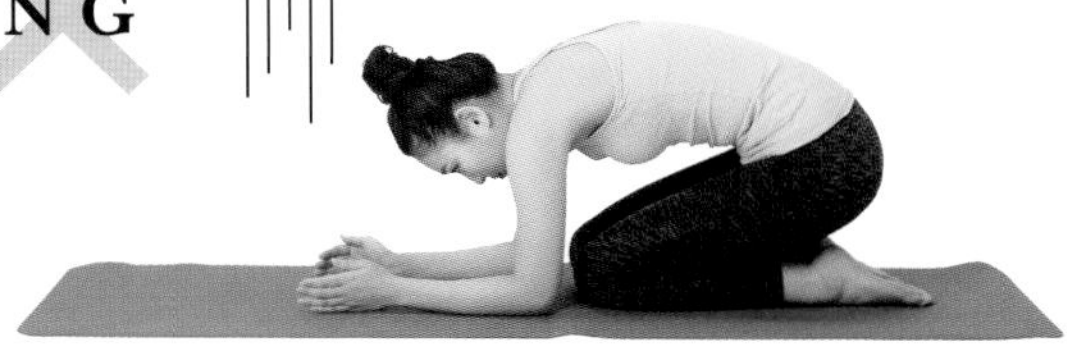

肩をすくめないように

肩が上がりすぎて、すくんでしまう状態はNG。胸の中央の胸骨を上げるようにしましょう。

四つんばいで丸める

準備するもの　ヨガマット（あれば）

ステップ1ができるようになったら、
四つんばいの姿勢で背中を丸め、
骨盤や肋骨を整え、腕も強化させましょう。

1 床にヒザと手をつき 四つんばいになります

腕は肩からまっすぐ下ろして手をつきます。太モモが床と垂直になるようにヒザをつき四つんばいになり、つま先を立てます。

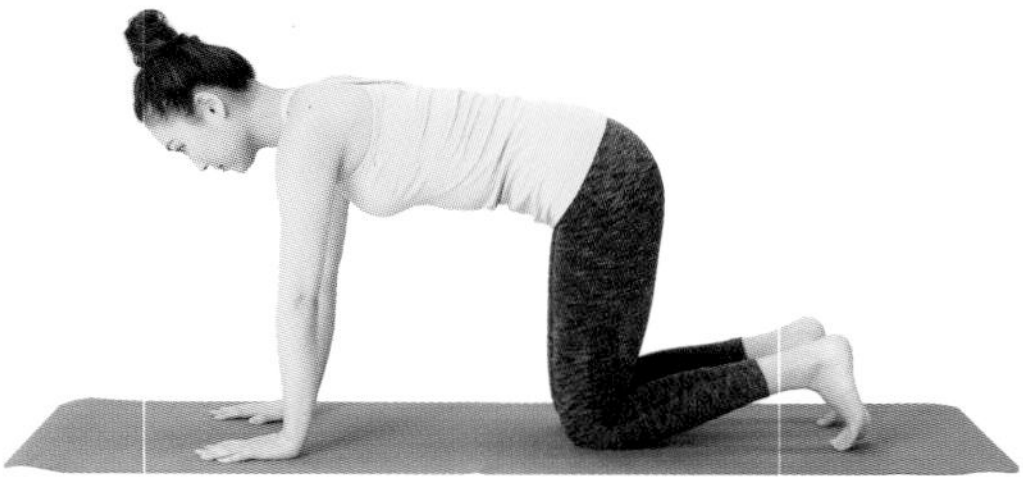

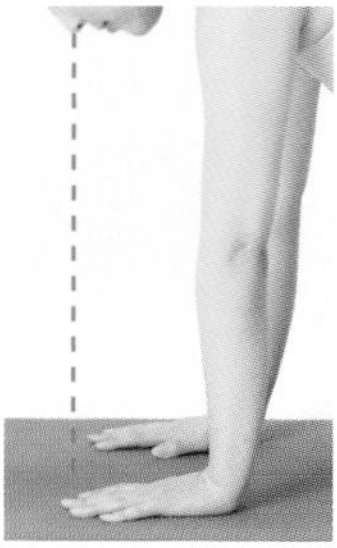

鼻は両手中指の間に

顔をまっすぐ下に向け、鼻先が両手の中指を結んだ線の中央にくるようにします。

2 骨盤を後傾させます

尾てい骨を床に向けて骨盤を後傾（お腹をひっこめるような動き）させます。

3 背中を丸めます

腕で床を押しながら背中を丸めます。呼吸は5秒かけて口から吐ききり、5秒息を止めて、その後5秒かけて鼻から吸います。4回繰り返します。

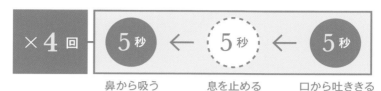

×4回 ― 5秒 ← 5秒 ← 5秒

鼻から吸う ← 息を止める ← 口から吐ききる

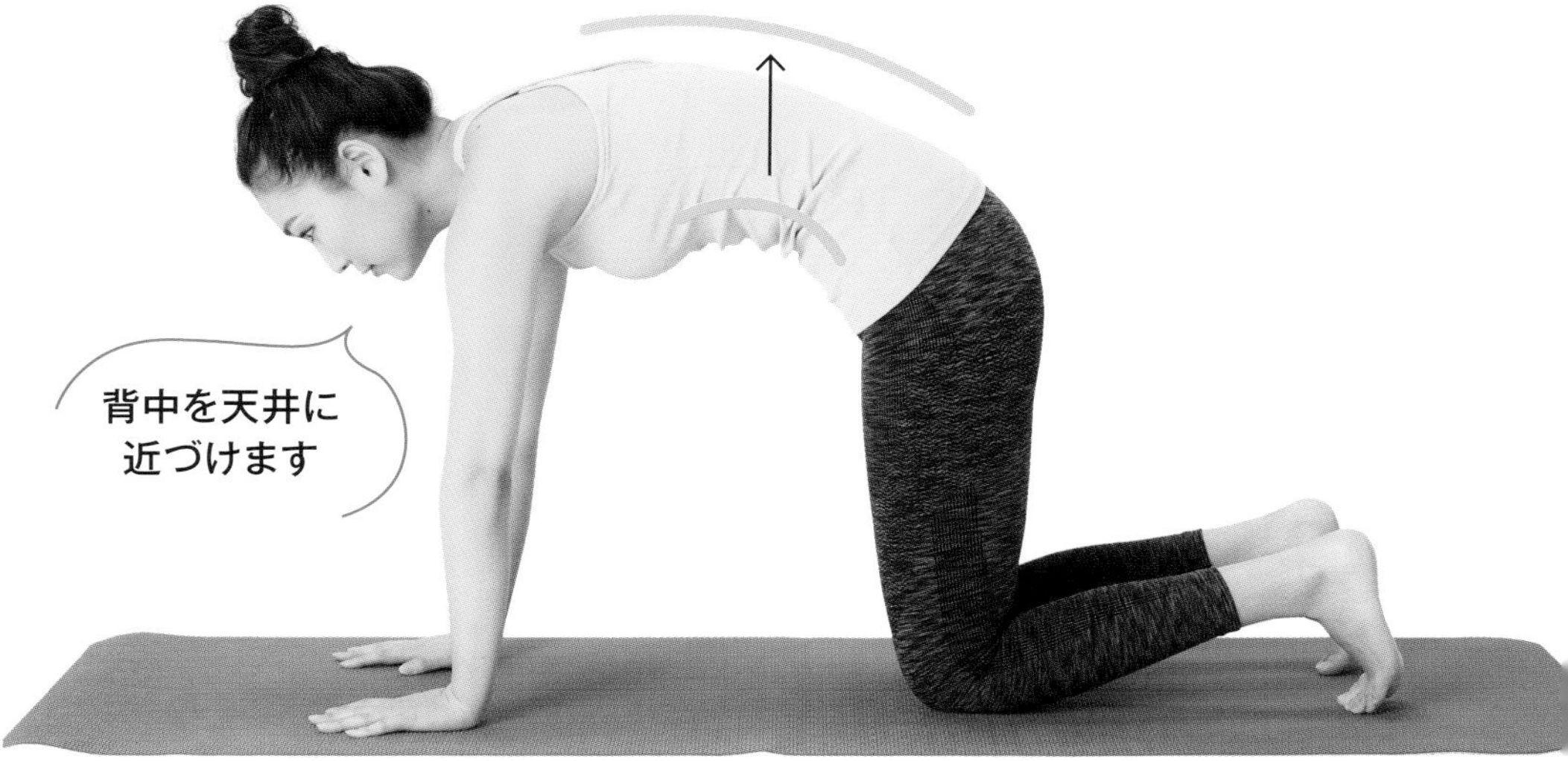

NG

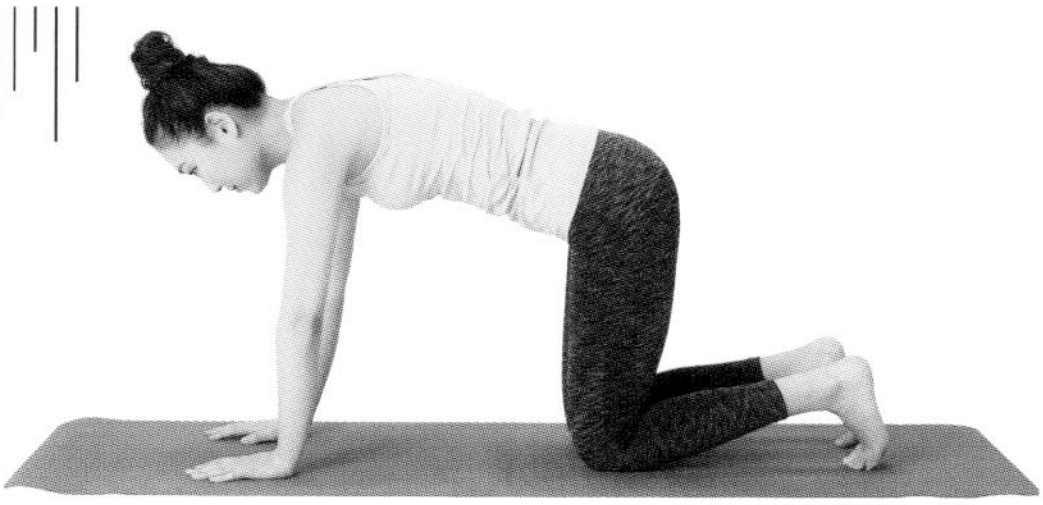

腰が下がらないように

四つんばいの姿勢では、重心の位置をキープし、腰が下がらないようにしましょう。

椅子に座って丸める

準備するもの 椅子

**椅子に浅く腰掛け、背中を丸め、基本の呼吸をします。
オフィスや外出先でも手軽にできるので、
パソコン作業の合間にぜひやってみてください。**

1 椅子に座ります

ヒザを直角にし、すねと床が垂直になるようにして浅く腰掛けます。

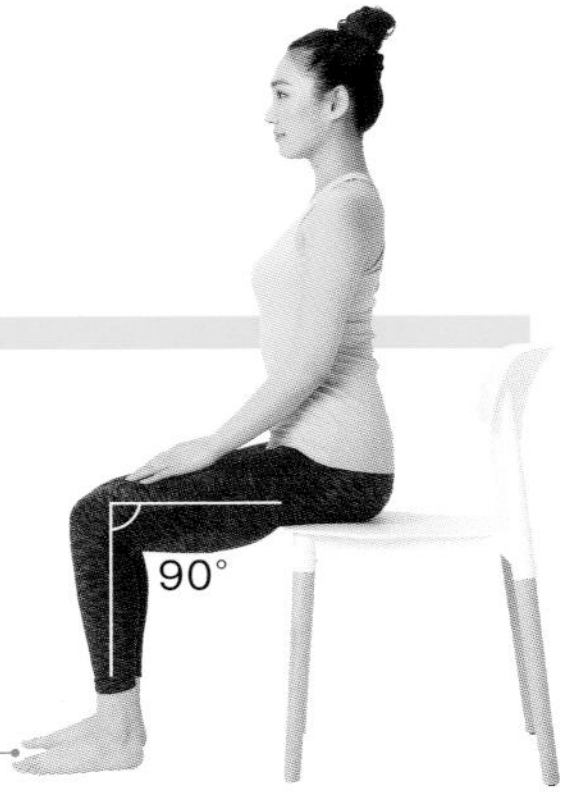

こぶし1つ分
足を開く

2 背中を少し丸めます

手をヒザの上に置き、後ろの壁につけるようなイメージで少し背中を丸めます。

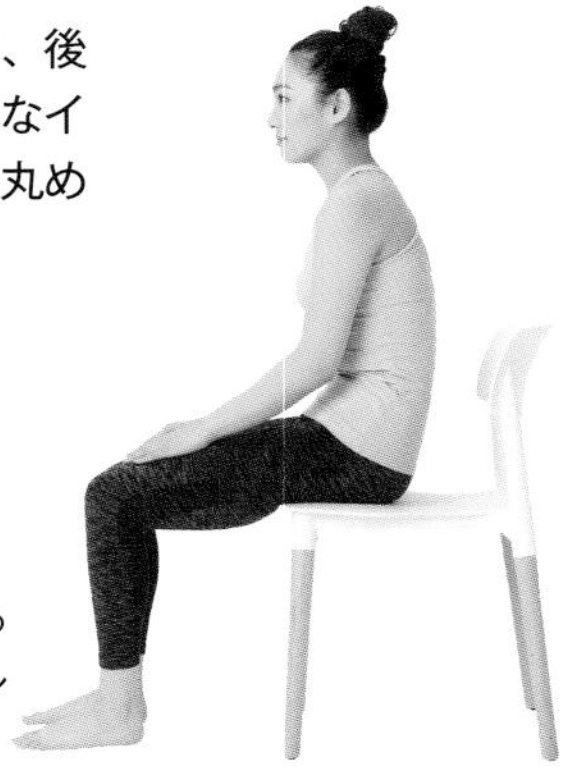

**背中を丸めながら
骨盤を意識**

腰を落として骨盤をぐっとお尻の方向に傾けましょう。

3 腕を伸ばし背中を丸めます

背中が盛り上がるように丸めたら、両腕を肩幅に開いて斜め下に伸ばします。5秒で息を吐ききって腹筋を意識して、5秒息を止めたあと、5秒かけて鼻から吸って背中が広がるのを感じます。これを4回繰り返します。

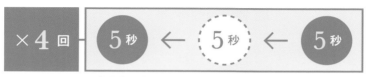

×4回	5秒	←	5秒	←	5秒
	鼻から吸う		息を止める		口から吐ききる

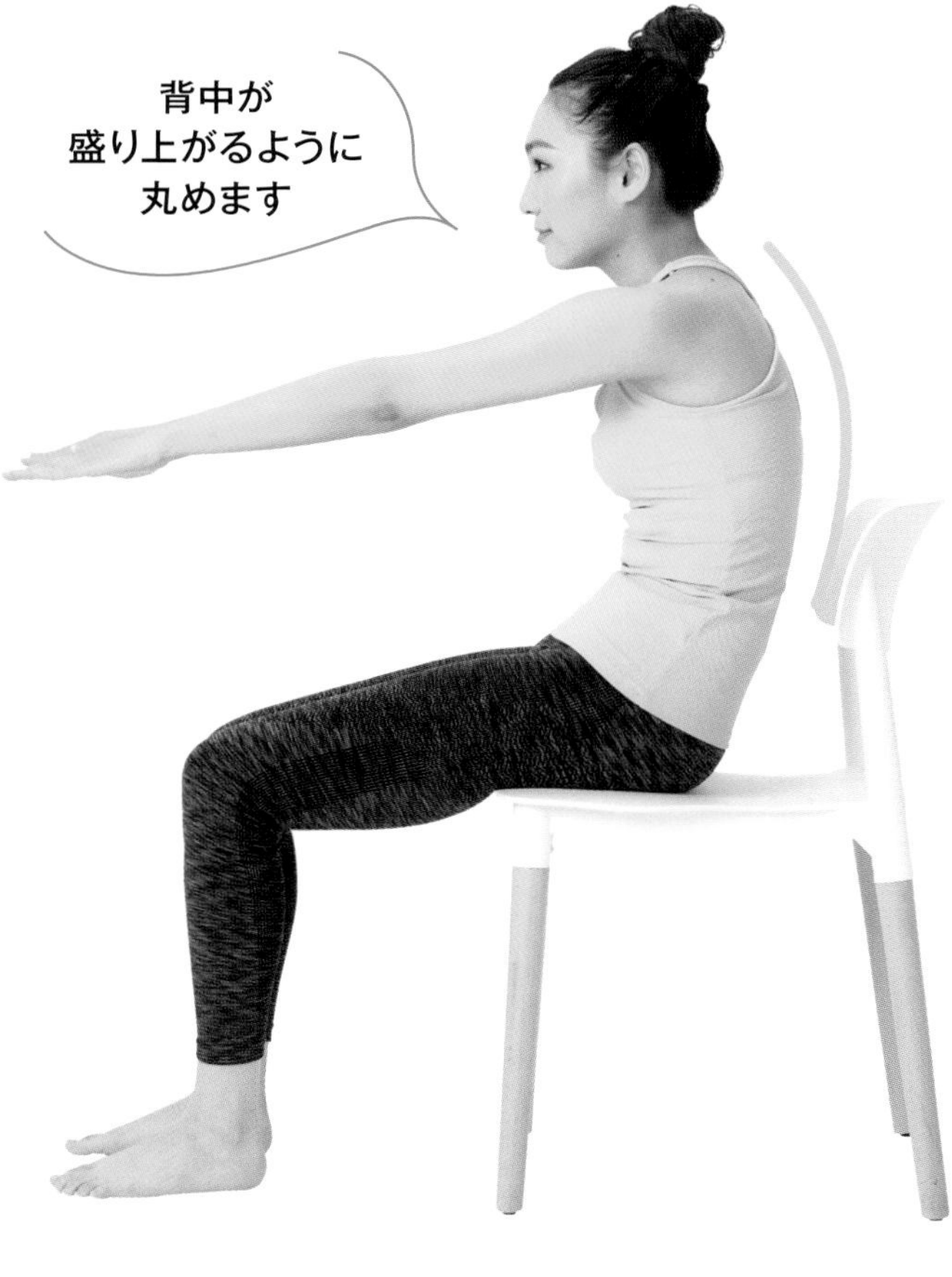

NG

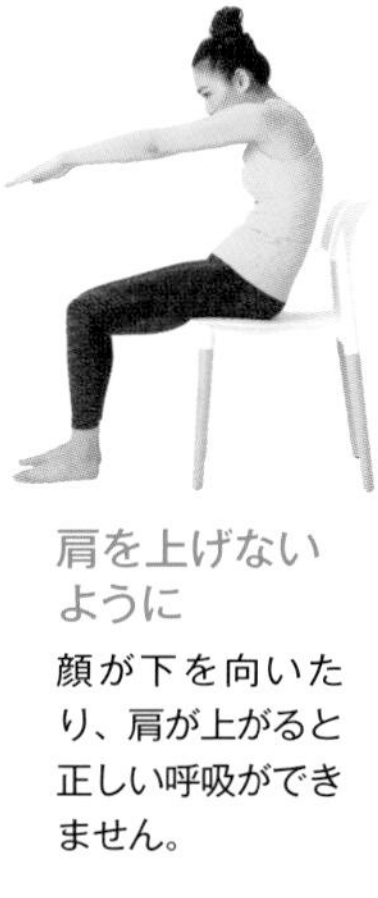

肩を上げないように

顔が下を向いたり、肩が上がると正しい呼吸ができません。

壁にもたれて丸める

準備するもの なし

壁にもたれながら背中を丸めるストレッチでは、
ヒザやかかとの重心がポイントとなります。
基本の呼吸をすることで、さらに肋骨が閉じて歪みが改善されます。

1 背中を壁につけます

自分の足のサイズ分くらい壁から
離れて立ち、壁にもたれます。

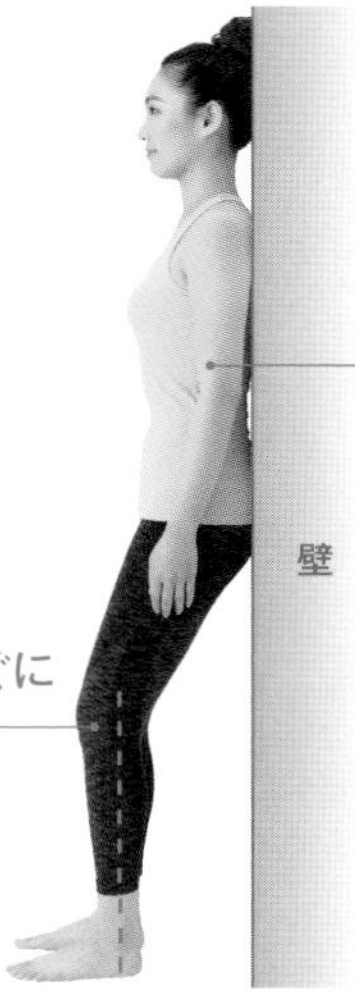

背中をべったりとつける

頭、背中、お尻を壁につけます。

ヒザからかかとがまっすぐになるように

ヒザからかかとをまっすぐに床と垂直にし、身体を壁にもたれるようにします。

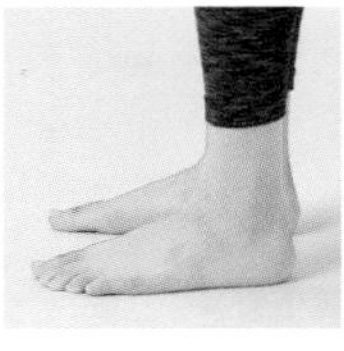

かかとは床にしっかりつける

足はこぶし1つ分開いて、つま先ではなく、かかとに重心がくるようにして。

2 ヒザを軽く曲げます

骨盤を後傾させながら、ヒザを軽く曲げます。すねが床と垂直になっていると、自然とかかとに重さを感じます。

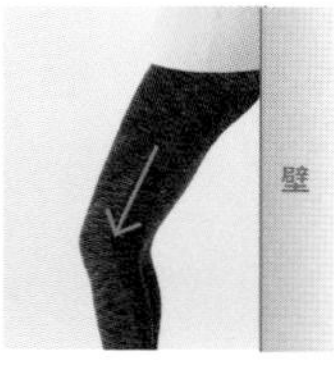

3 腕を伸ばして背中を丸めます

顔をまっすぐ前に向け、両腕を肩幅に開いて手の平を下に向け斜め下に手を伸ばして背中を丸めます。呼吸は5秒かけて口から吐ききり、5秒息を止めたあと5秒かけて鼻から吸います。4回繰り返します。

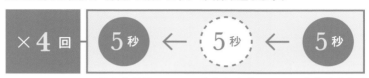

×4回 ― 5秒（鼻から吸う） ← 5秒（息を止める） ← 5秒（口から吐ききる）

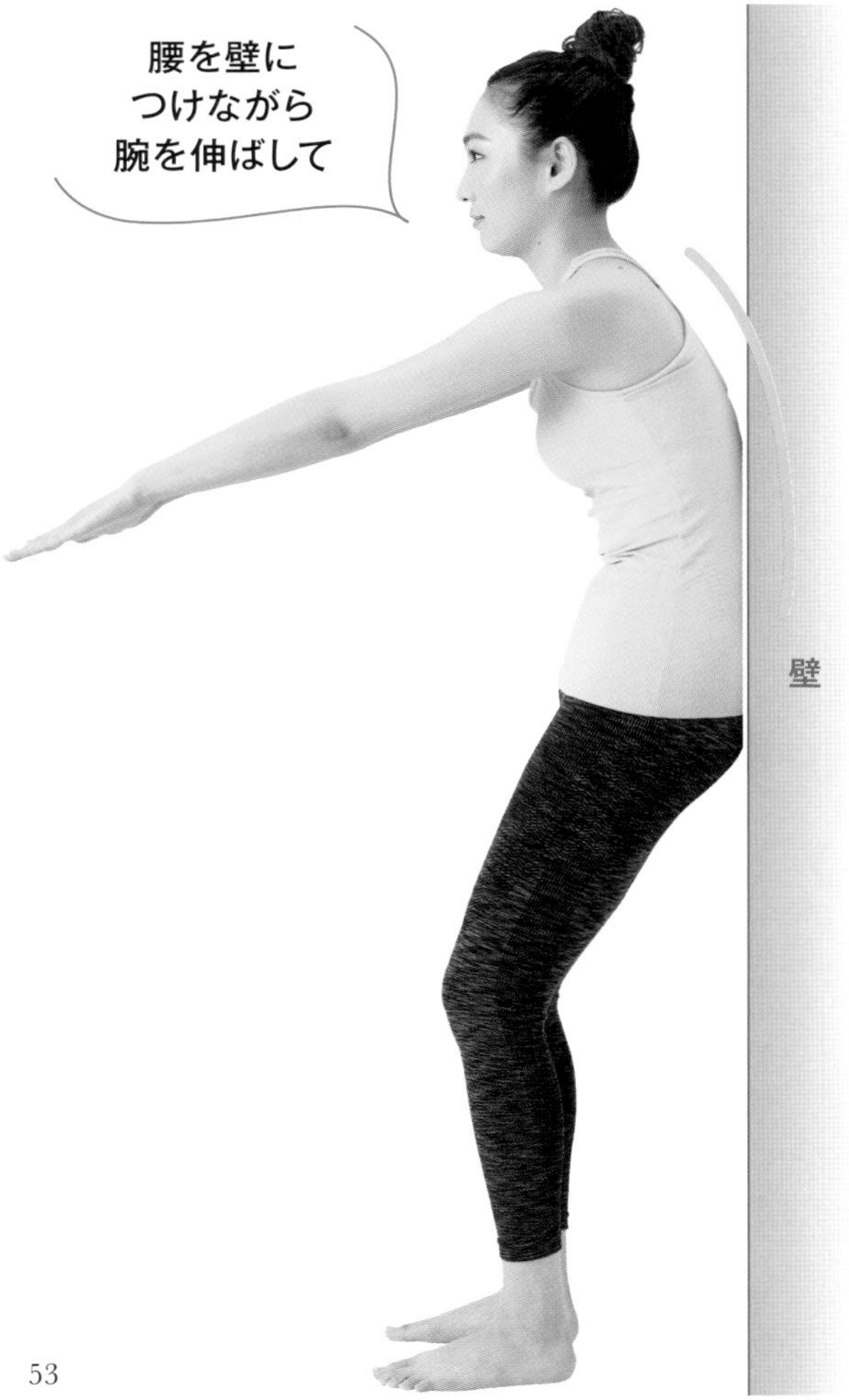
腰を壁に
つけながら
腕を伸ばして
壁

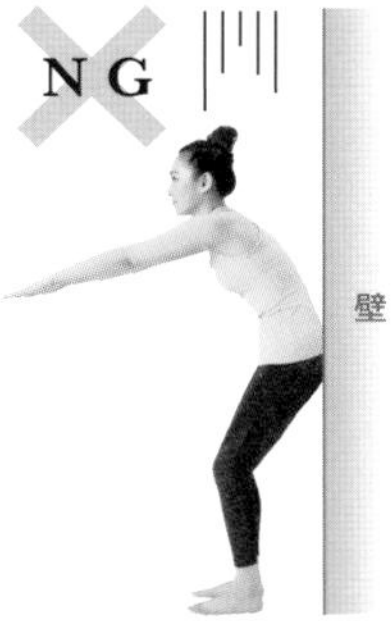
NG
壁

腰が壁から離れないように

肩が前に出すぎてお尻だけが壁についた状態はNGです。

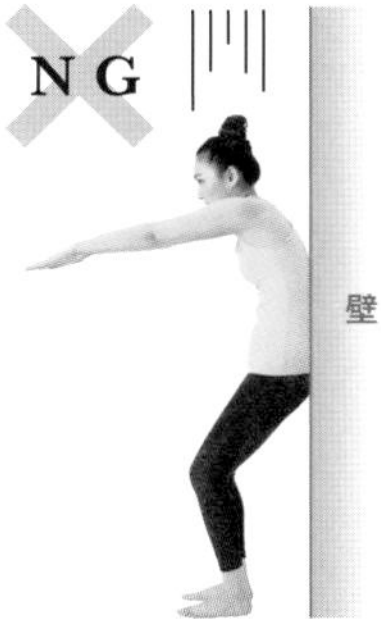
NG
壁

肩を上げるのは×

力が入りすぎると肩が上がってすくんでしまうので要注意。

壁に向かって丸める

準備するもの　なし

壁に向かって背中を丸めるのは難しく感じるかもしれませんが、
これをマスターすると、身体は健康な状態をキープできます。
壁があったら、いつでもチャレンジしてください。

1 腕を壁につけます

壁から20センチ程度離れて、まっすぐに立ちます。

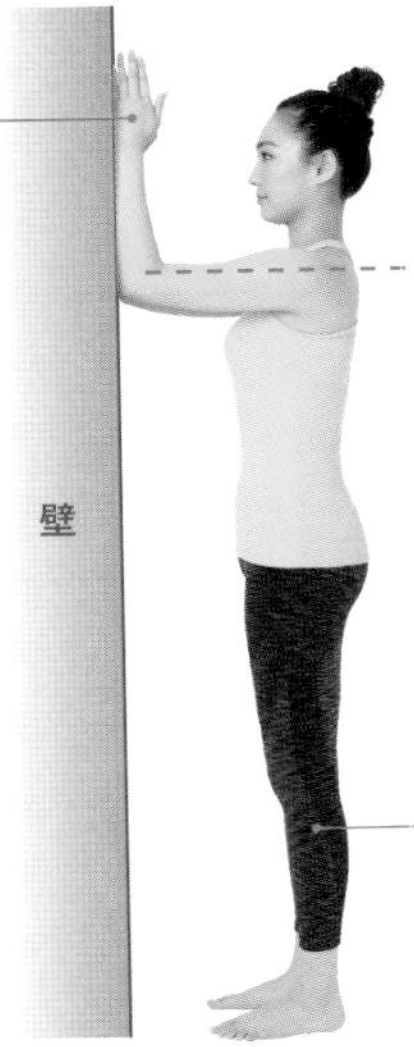

小指側を壁に

腕を肩幅に広げ、ヒジを直角に曲げたら小指側を壁につけます。

肩とヒジは同じ高さ

肩、ヒジが水平になるようにし、腕が下がらないようにします。

壁から離れて立つ

足はこぶし1つ分開き、身体がまっすぐになる位置に足を置きます。

2 ヒザを曲げます

なるべく深くしゃがむことでスネに力が入ります。

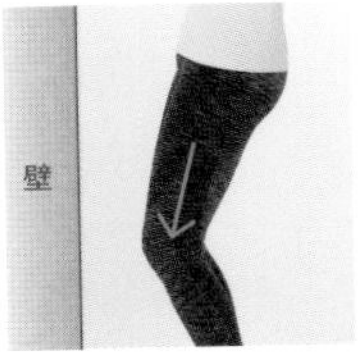

3 背中を丸めます

ヒジから先を壁につけたまま背中を丸めます。脇やスネに力を感じます。息を5秒かけて口から吐ききり、5秒息を止めたあと、5秒かけて鼻から息を吸います。4回繰り返します。

×4回 ― 5秒 ← 5秒 ← 5秒

鼻から吸う　息を止める　口から吐ききる

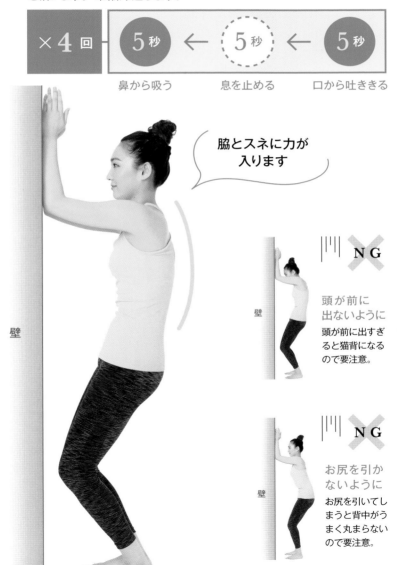

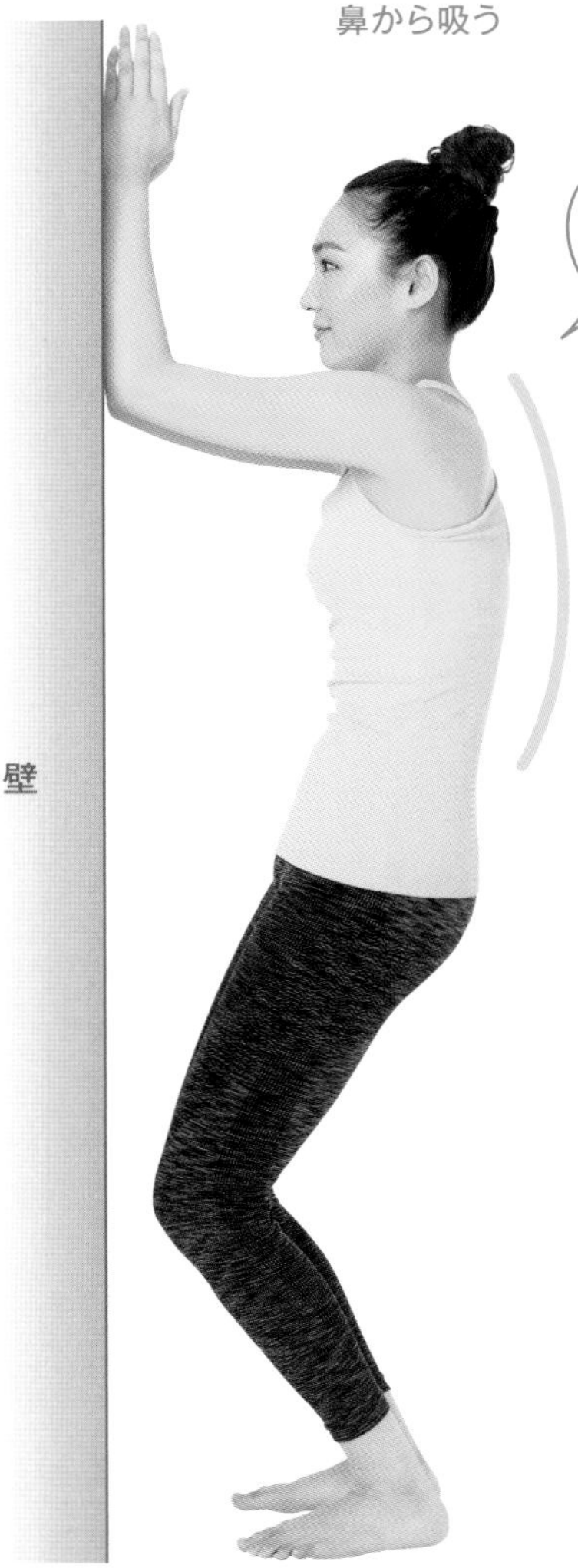

脇とスネに力が
入ります

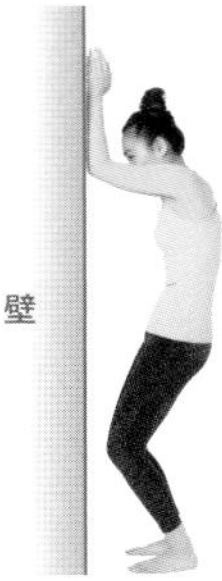

NG

頭が前に
出ないように

頭が前に出すぎると猫背になるので要注意。

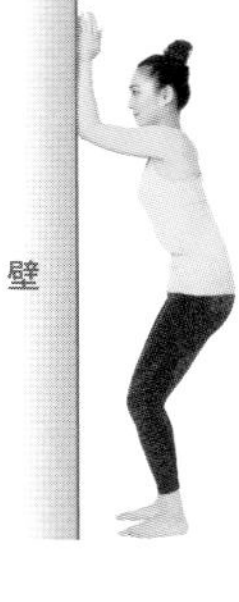

NG

お尻を引か
ないように

お尻を引いてしまうと背中がうまく丸まらないので要注意。

5つの背中を丸めるストレッチを行っていると

なんだか効果を感じられない、

うまくできているのかわからない

と心配になることがあります。

その理由は、

頑張らなくてもいい筋肉が、

頑張りすぎてしまっているから。

背中を丸めるストレッチの効果を高めるためには

過剰に頑張っている**筋肉を**

ゆるめてあげる

必要があります。

そこで、背中を丸めるストレッチ前に行うと効果的な、筋肉をゆるめるストレッチをご紹介します。

脇とお尻を伸ばす

準備するもの　ヨガマット（あれば）

脇の筋肉を伸ばすと、肋骨の骨と骨の間が広がり、
そこに空気が入るようになります。
同時にお尻の筋肉を伸ばすと骨盤も整います。

1 四つんばいになり 右脚を後ろに伸ばします

左脚は内側に曲げ、右脚をまっすぐ後ろに伸ばします。

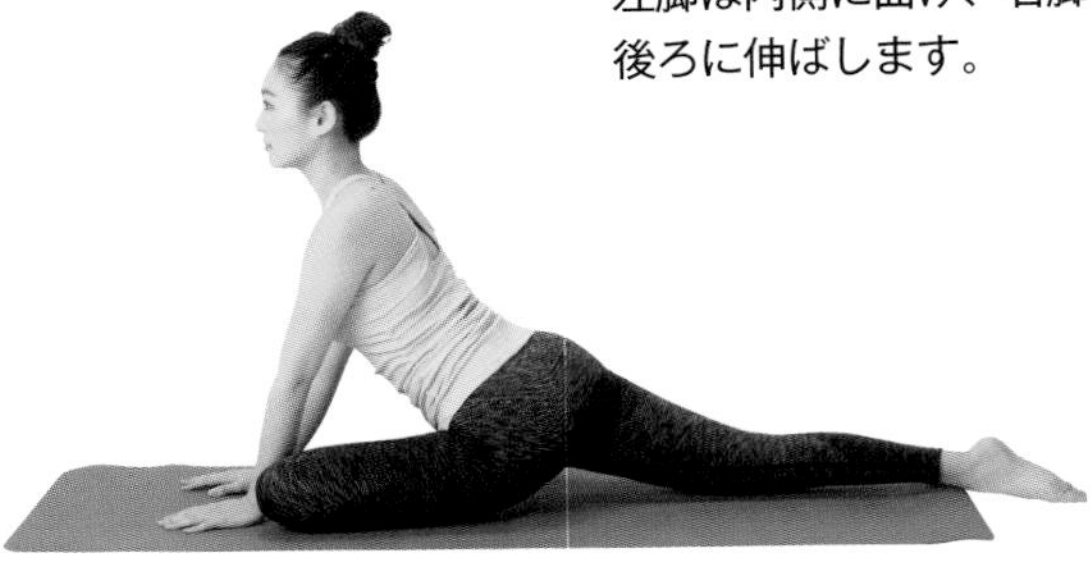

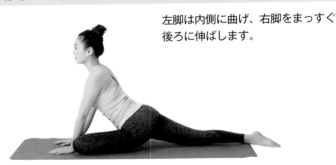

2 ヒジを曲げます

ヒジを直角になるように曲げ、背筋を伸ばしたまま頭を下げます。

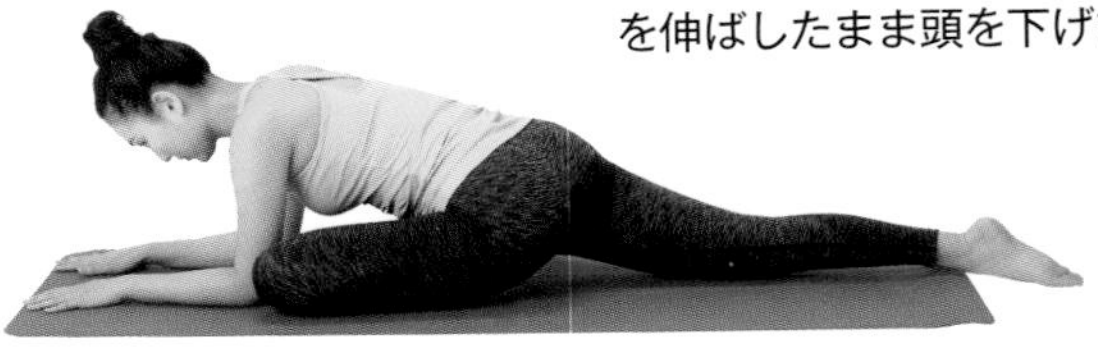

3 右手を左手の前に置きます

基本の呼吸をしながら、右の太モモを床に近づけるようにしてキープ。基本の呼吸を4回繰り返します。反対の脚も同様に行いましょう。

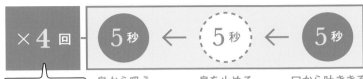

×4回 ― 5秒 ← 5秒 ← 5秒

左右行います

鼻から吸う　息を止める　口から吐ききる

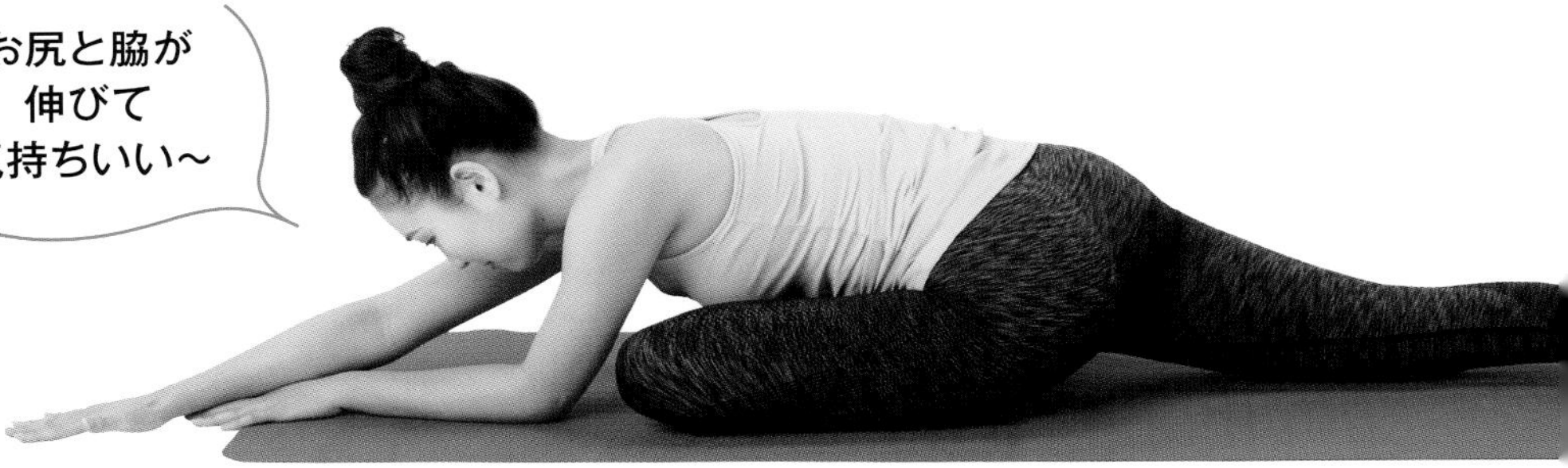

NG

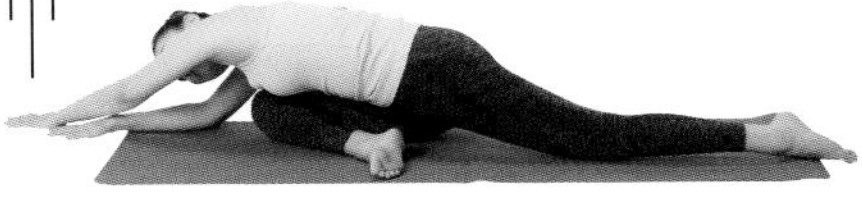

身体の重心が傾いてしまう

身体が傾くと、脇とお尻の筋肉が伸びません。身体の重心に注意しましょう。

脚が痛い人は…… 椅子でお尻だけ伸ばします

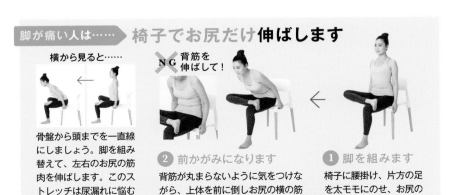

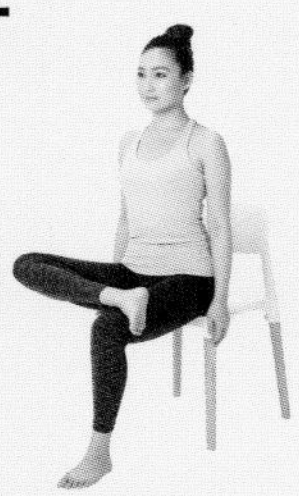

1 脚を組みます

椅子に腰掛け、片方の足を太モモにのせ、お尻の筋肉を伸ばします。

NG 背筋を伸ばして！

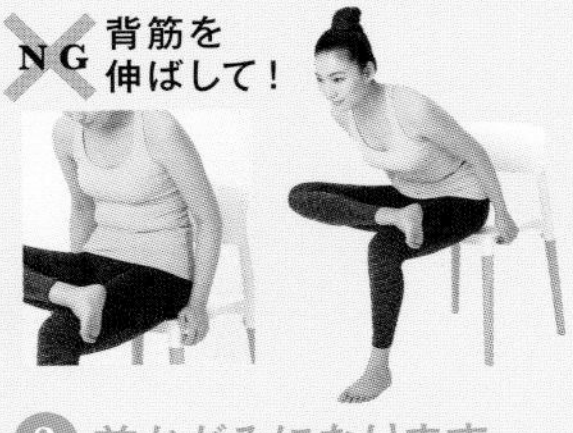

2 前かがみになります

背筋が丸まらないように気をつけながら、上体を前に倒しお尻の横の筋肉を伸ばします。左右行います。

横から見ると……

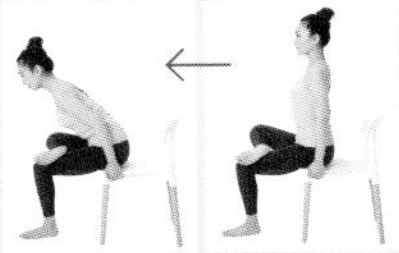

骨盤から頭までを一直線にしましょう。脚を組み替えて、左右のお尻の筋肉を伸ばします。このストレッチは尿漏れに悩む女性にもおすすめです。

太モモの前側を伸ばす

準備するもの バスタオル（折りたたむ）、ヨガマット（あれば）

座っている姿勢が続くと、太モモの前側の筋肉が働きすぎて、
骨盤が前に引っ張られ、反り腰の原因になってしまいます。
太モモの前側をゆるめて、働きすぎている筋肉を休ませてあげましょう。

1 右向きに横になります

首が下がらないようにタオルなどを頭の下に敷いて横になります。

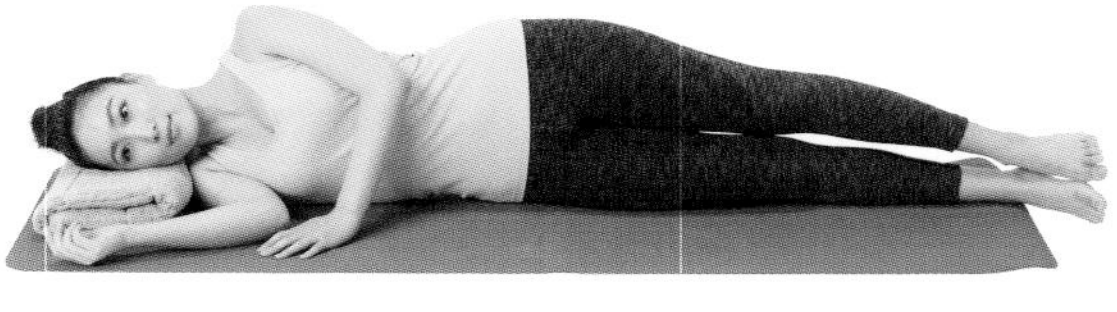

2 床に左ヒザをつけます

左脚を直角に曲げ、右手で押さえます。左手は背中側に、右脚はそのまま伸ばします。

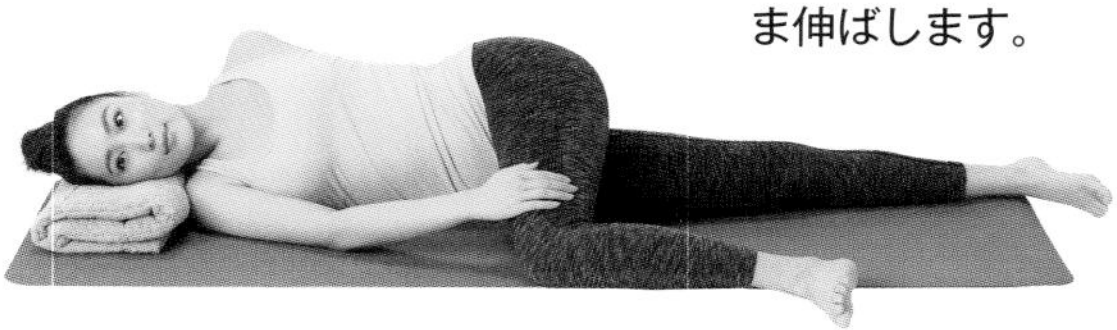

3 右足の甲をつかみます

伸ばしていた右脚を曲げて、左手で足の甲をつかみ身体をねじり顔を上に向けます。基本の呼吸を4回しましょう。反対の脚も同様に。

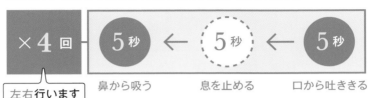

×4回 ― 5秒 ← 5秒 ← 5秒

鼻から吸う　息を止める　口から吐ききる

左右行います

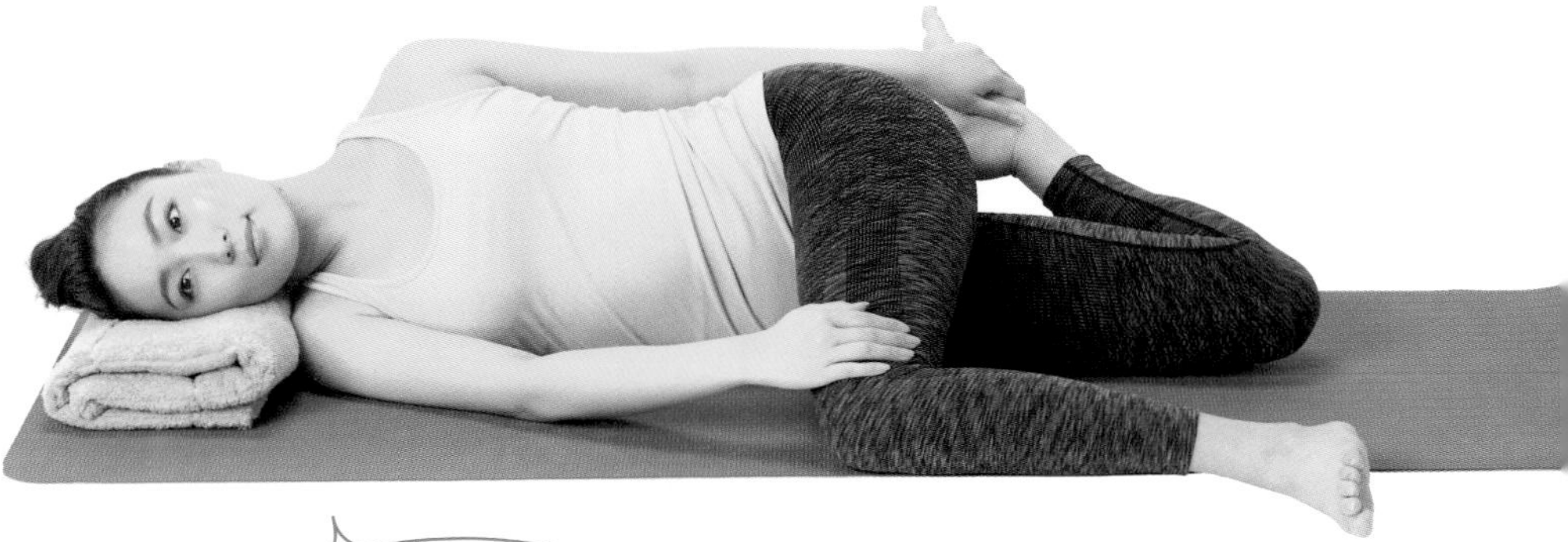

太モモの筋肉を伸ばして~

真上から見ると……

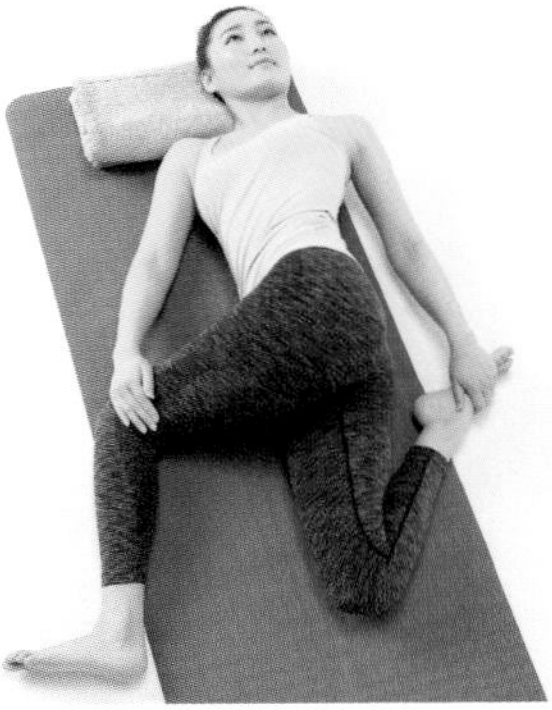

左側の脚をぐっと曲げ、右側の太モモの前側が伸びていればOKです。身体をねじったら顔を上に向けて。

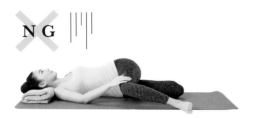

NG

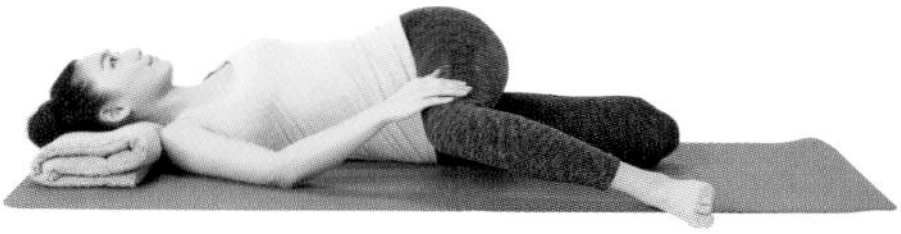

左側のヒザが浮かないように

左側の脚のヒザが浮かないように注意しましょう。身体をねじるときは、リラックスしながら呼吸を整え、気持ちいい程度に。

脚の付け根を伸ばす

準備するもの バスタオル（折りたたむ）、ヨガマット（あれば）

長時間の座った姿勢でこり固まった脚の付け根や太モモの前側を伸ばします。頑張りすぎている筋肉をゆるめましょう。

1 左ヒザを床につきます

左脚のヒザを床について、右脚は直角に曲げてスタートします。

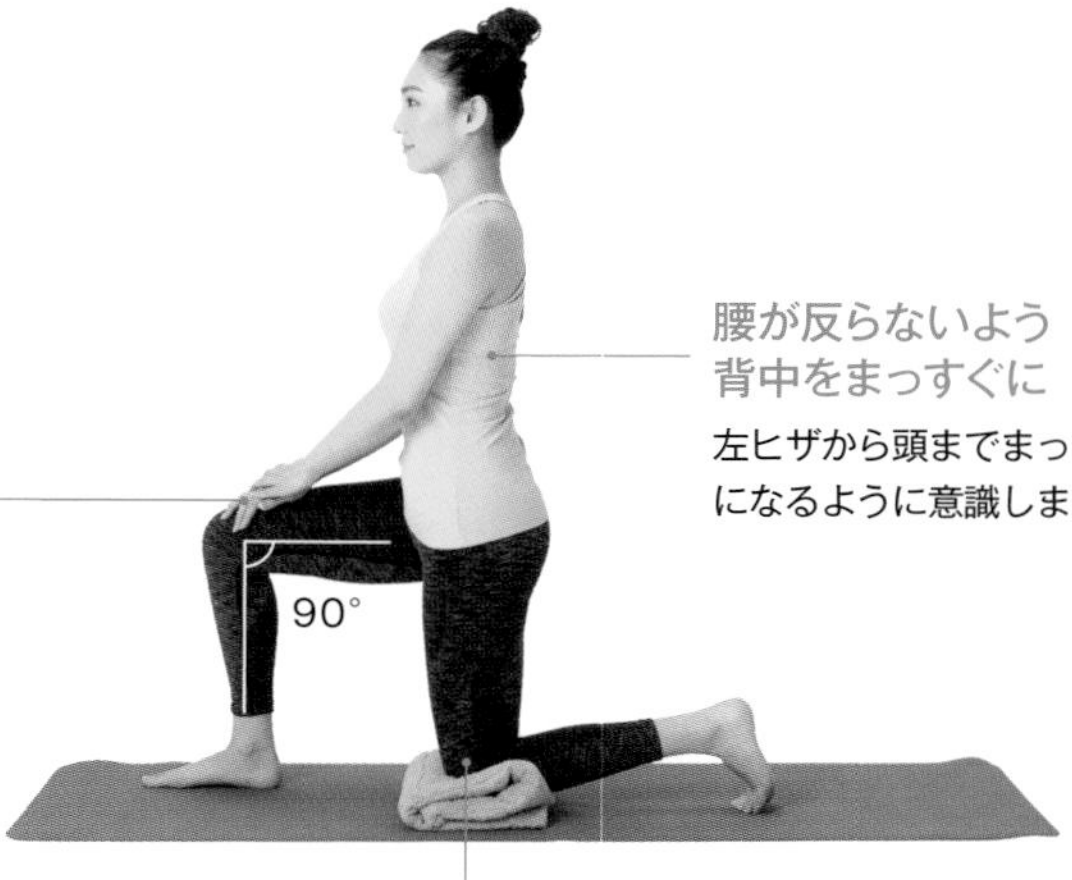

手はヒザ上に

右脚を90度に曲げて、その上に両手をのせます。

腰が反らないよう背中をまっすぐに

左ヒザから頭までまっすぐ一直線になるように意識します。

左ヒザを床につけます

十分に伸ばせるようにバスタオルなどを置いてヒザが痛くならないようにしておくのがコツです。

2 ヒザから上体を前に倒します

ヒザから上体を前に倒して、脚の付け根をぐっと前に出し基本の呼吸を4回繰り返します。股関節や左太モモの前側が伸びるのを感じましょう。反対の脚も同様に。

×4回　5秒 ← 5秒 ← 5秒

左右行います　鼻から吸う　息を止める　口から吐ききる

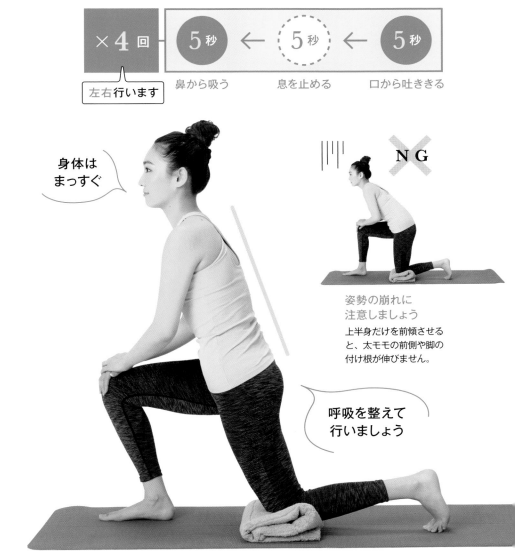

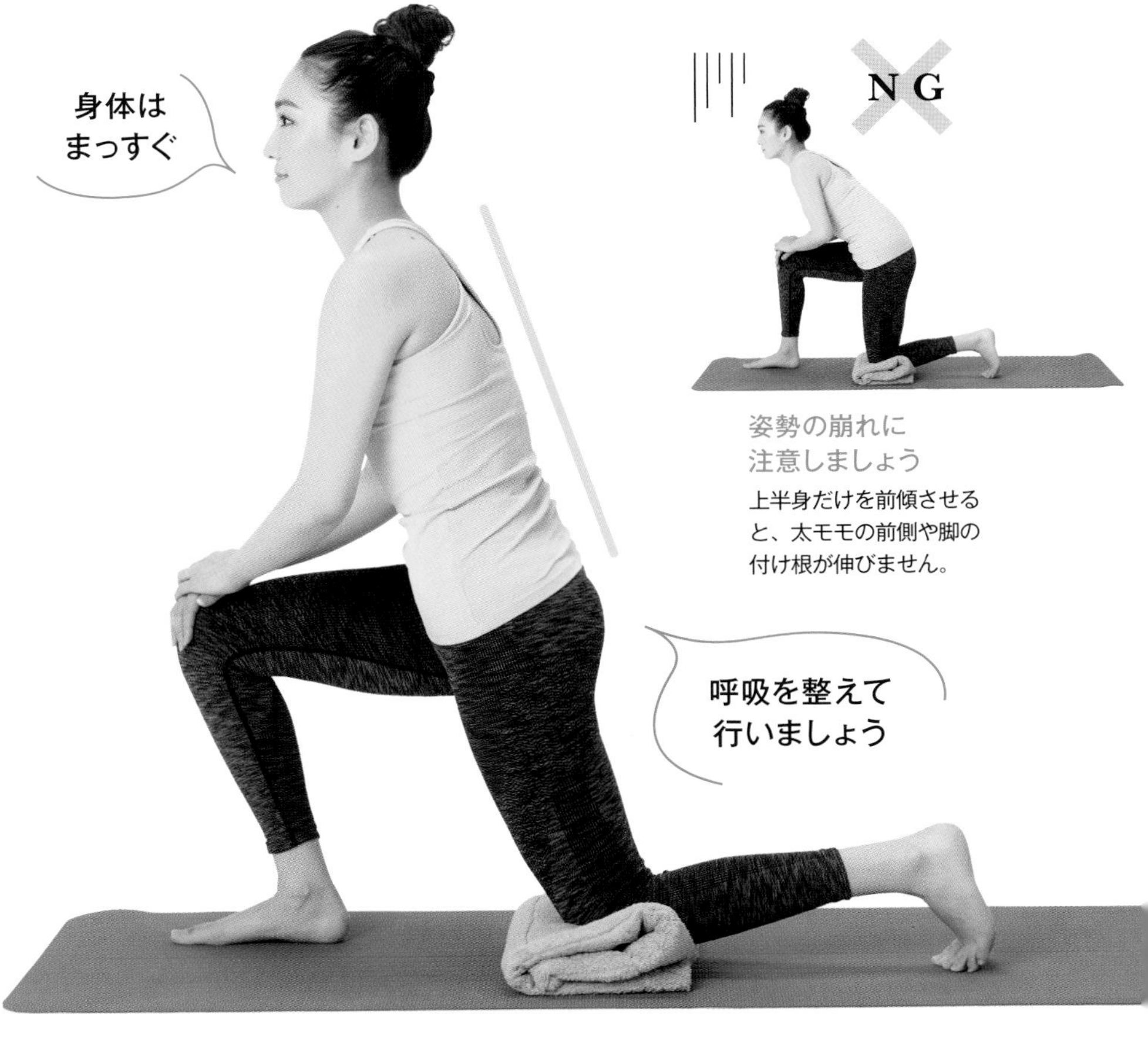

身体は
まっすぐ
呼吸を整えて
行いましょう
NG

姿勢の崩れに
注意しましょう

上半身だけを前傾させると、太モモの前側や脚の付け根が伸びません。

COLUMN

私が背中を丸め始めた理由

身体のシステムから正さないと不調は改善しない

トレーナーをやっていると身体の不調を持ったたくさんの人と出会います。目に見えている状態は同じでも原因は十人十色。不調に対してどうアプローチできるかをずっと考えていました。

以前、猫背でお悩みの方を多く見ていた時期がありました。猫背がすんなり改善される方とそうでない方がいて、頭を悩ませていました。そこで、たくさんの文献や論文を読んだり勉強会へ行って学びを深めると、身体の不調の大本が〝呼吸〟にあることがわかったのです。さらに、呼吸を整えるためには、肋骨や横隔膜の働きが何よりも重要だとわかりました。背中を丸めることは、まさに身体の根本をトレーニングすることに繋がっているのです。

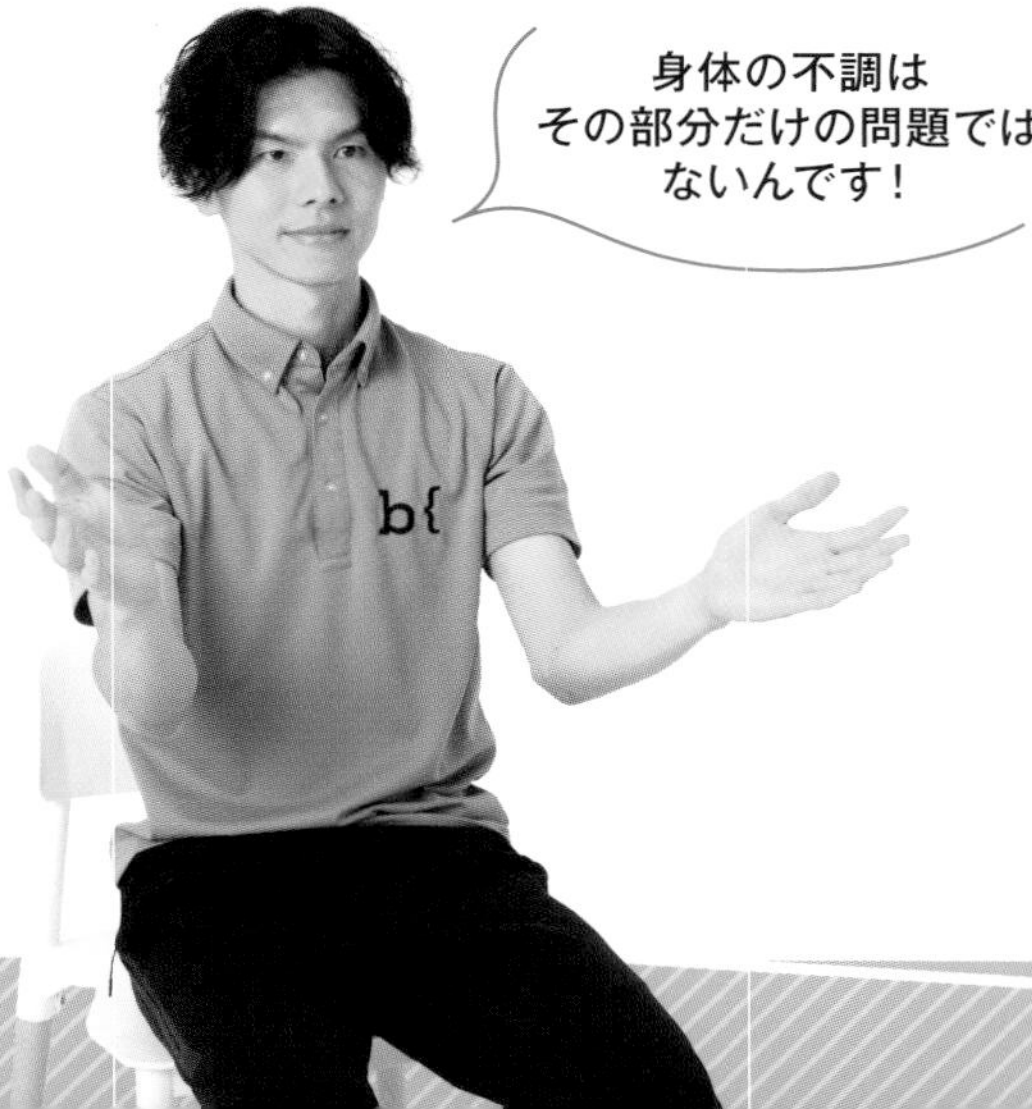
身体の不調は
その部分だけの問題では
ないんです！

Chapter 3

骨盤の歪みを直す

肋骨と骨盤の両方で完成

背中を丸めて肋骨の歪みを整えるのと
同時に取り入れたいのが骨盤ストレッチ。
肋骨と骨盤の両方からアプローチすることで
さらに身体のパフォーマンスが上がります。

肋骨を整えたら次は骨盤をしめて歪みを直すストレッチ

骨盤は脚と繋がり、上半身を安定させる身体の土台のようなものです。骨盤がきちんと働かなくなると「長時間立っていられない」「5キロも走ったらヒザが痛くてたまらない」など、立ったり走ったりする時に不調が生じてきます。

人間はもともと地上の移動においては世界最強生物であり、身体のシステムが正しく整っていれば、驚くほど長時間歩けるようなつくりになっています。しかし生物の宿命として、使わない機能は失われていきます。肋骨と骨盤の歪みで本来の能力が失われた現代人は、正しく立つこともできず、長時間歩くこともできないという、生物として最弱の状態になっているのです。

そこで、背中を丸めて肋骨の歪みを整えるストレッチをしたあとに行っていただきたいのが、骨盤をしめることで、その歪みを直すストレッチです。

横隔膜から繋がっている筋肉は、脚の付け根あたりまで樹木を逆さにしたような形で伸びていて、骨盤周囲にくっついています。しかし、肋骨が歪むとその筋肉にも影響が出て、連鎖的に骨盤を歪ませることとなるのです。また、肋骨が歪んで反り腰の状態の人は骨盤の前傾も引き起こしてしまいます。肋骨と骨盤に同時にアプローチして、骨盤のシステムそのものを整える必要があるのです。

太モモの裏側の筋肉も目覚めさせるとより効果的

さらに強化したいのが、太モモの内側や裏側の筋肉。

長時間座ったままの姿勢や身体を動かさない生活が続くと、横隔膜から繋がった筋肉は太モモの前側の緊張状態が続いて働きすぎとなり、太モモの裏側はサボっている状態になります。太モモの内側や裏側の筋肉は骨盤の歪みを直すのによい位置についているため、これらの筋肉を目覚めさせて、効果的に骨盤を安定させましょう。

脚を椅子にのせて尾てい骨を上げる

準備するもの　バスタオル（折りたたむ）、椅子、ヨガマット（あれば）

骨盤が前傾して開いていると、背中を丸めること自体が難しくなります。骨盤の歪みを直すストレッチをして、太モモの裏側の筋肉を強化。背中を丸めるストレッチと一緒に行うことで、反り腰が改善されます。

1 ヒザでタオルを挟みます

仰向けになり、ヒザを90度に曲げて、椅子に脚をのせたらヒザでタオルを挟みます。クッションでもOKです。

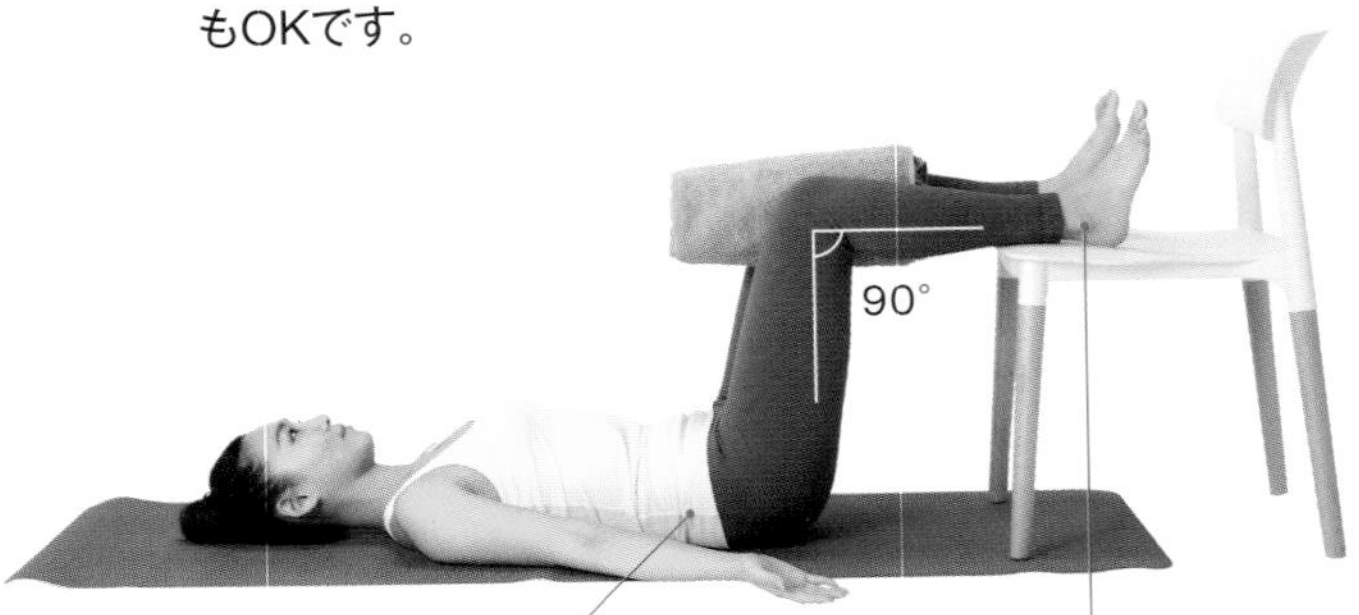

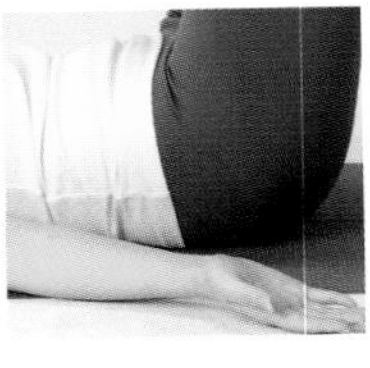

腰は床にぴったりつける

手の平を天井に向けて腰を床につけ、骨盤が後傾した状態をキープしましょう。

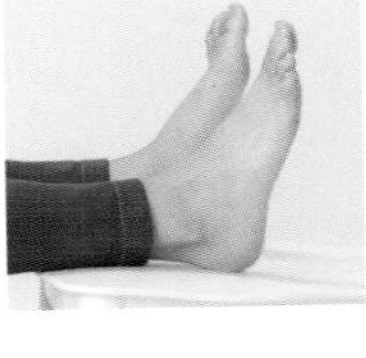

つま先は天井に向ける

足の甲は伸ばさずにつま先が天井を向くようにします。

2 尾てい骨を上げます

かかとで椅子を押し尾てい骨を天井に向かって2～3センチ上げると、腰が床にくっつきます。太モモの裏に力が入っているのを感じ、基本の呼吸を4回繰り返します。

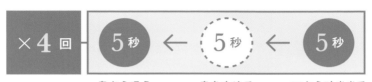

×4回	5秒	←	5秒	←	5秒
	鼻から吸う		息を止める		口から吐ききる

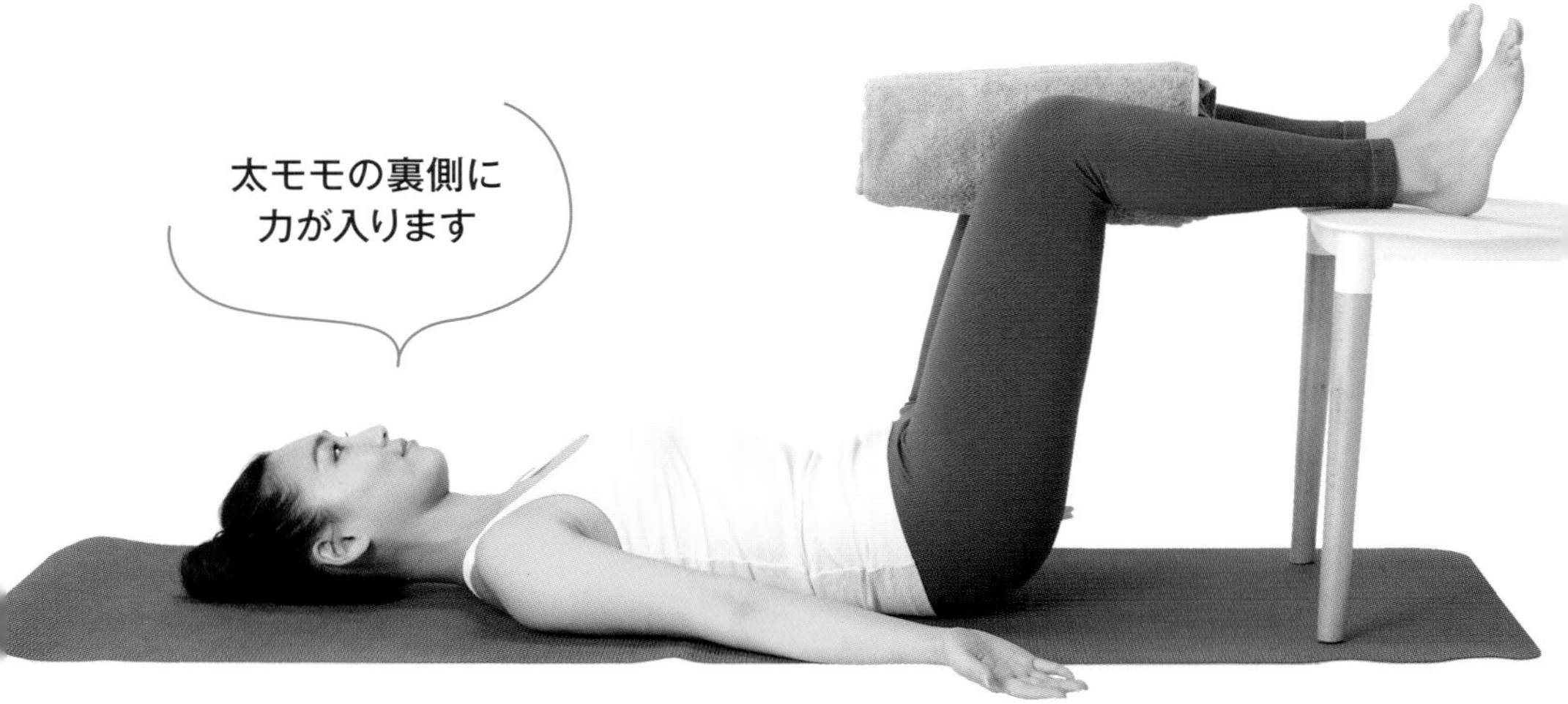

NG

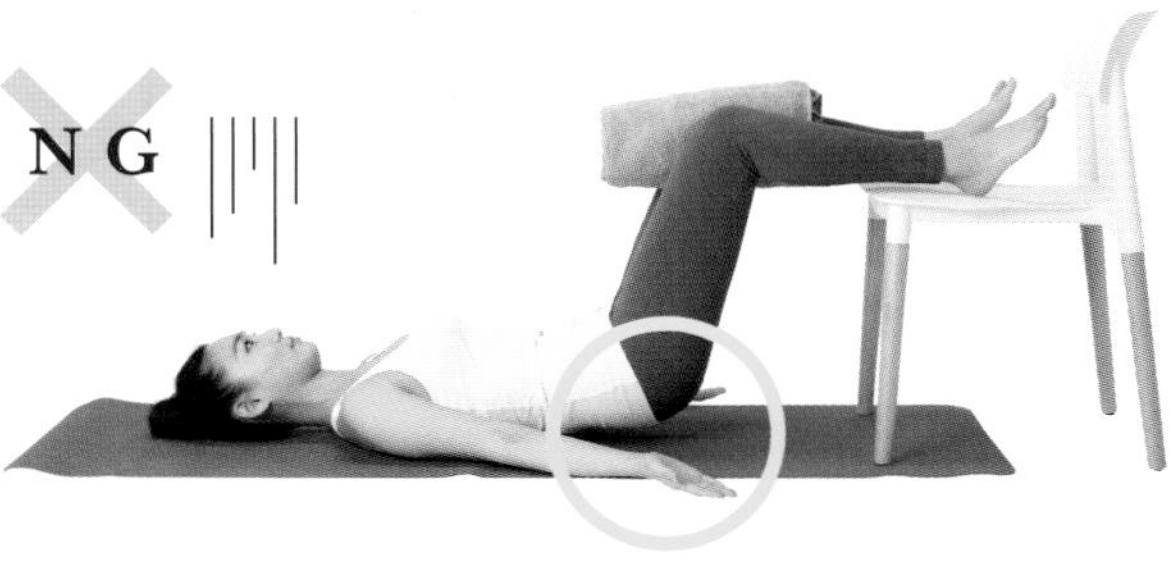

腰が浮かないように

腰が浮いた状態だと、反り腰が改善されないので注意します。

脚をハの字にして尾てい骨を上げる

準備するもの　バスタオル（折りたたむ）、椅子、ヨガマット（あれば）

歪んだ骨盤はその上側が開いています。これがお尻やウエスト、太モモの崩れに繋がります。お尻の側面にある中《ちゅう》臀筋《でんきん》や脚の付け根にアプローチするストレッチで、骨盤を閉じていきます。

1 タオルをヒザで挟みます

手の平を天井に向けて仰向けになり、ヒザを90度に曲げて、脚を椅子にのせてヒザでタオルを挟みます。クッションでもOKです。

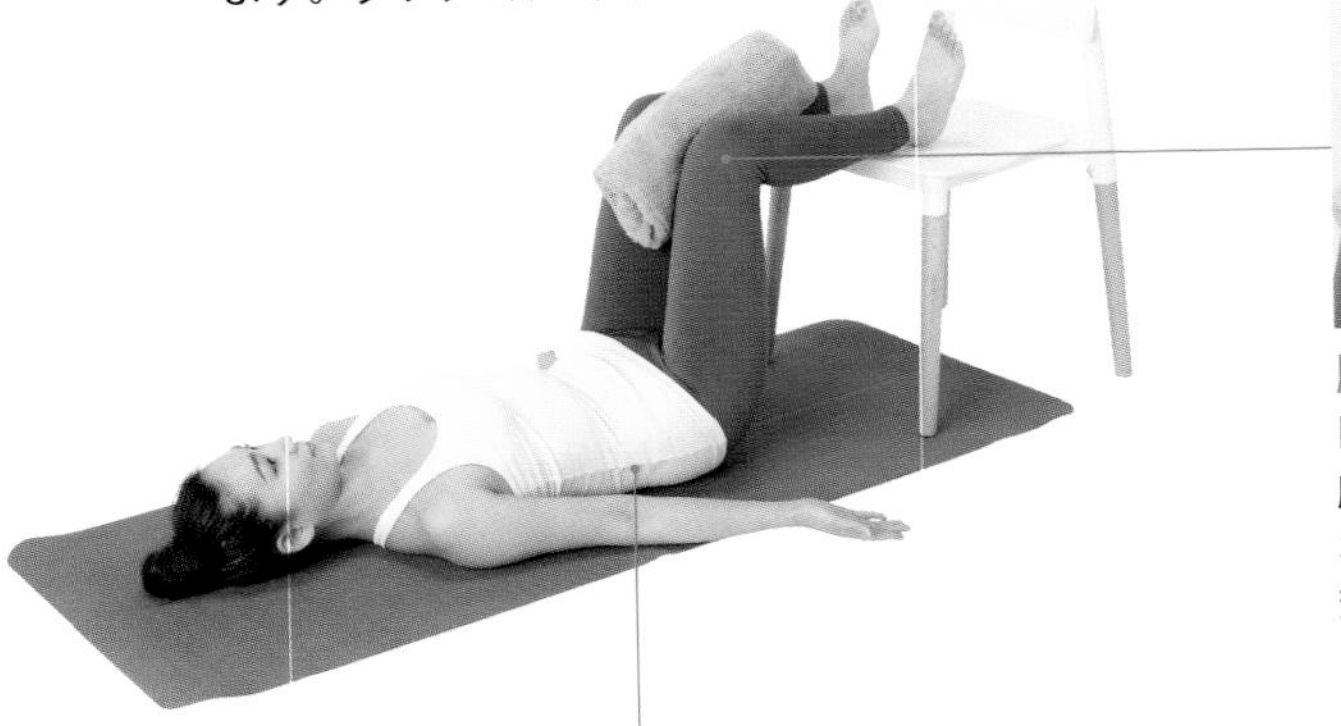

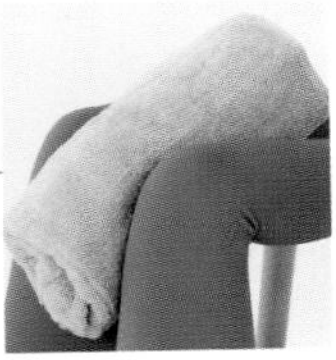

脚は内股ぎみに

脚は内股ぎみにし、お尻の側面の筋肉に効くように、タオルなどを挟みます。

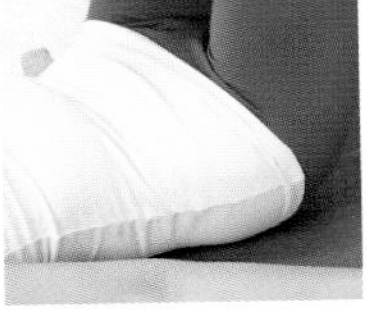

腰は床にぴったりつける

腰が浮いた状態でストレッチしてしまうと、効果が半減してしまうので注意。

2 脚をハの字に開いて 尾てい骨を上げます

バスタオルを挟んだままヒザ下をハの字に開きます。次に両脚を椅子から少し上げて、尾てい骨を上げて基本の呼吸を4回繰り返しましょう。お尻の側面にある中臀筋に効かせるイメージで。

×4回 ― 5秒 ← 5秒 ← 5秒

鼻から吸う　息を止める　口から吐ききる

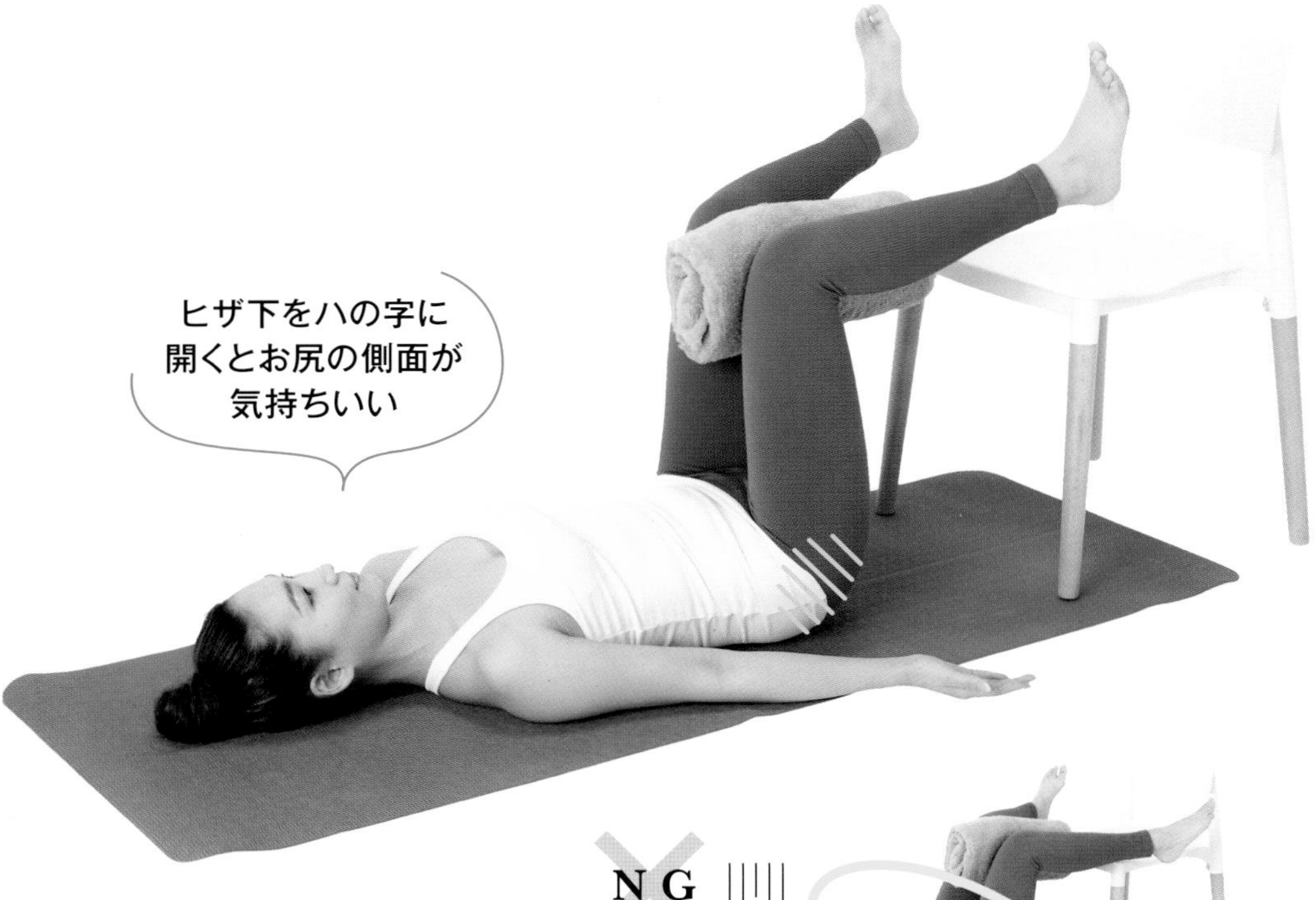
ヒザ下をハの字に
開くとお尻の側面が
気持ちいい

NG

腰が床から
浮かないように

腰が床から浮くと、
骨盤の歪みが改善できません。

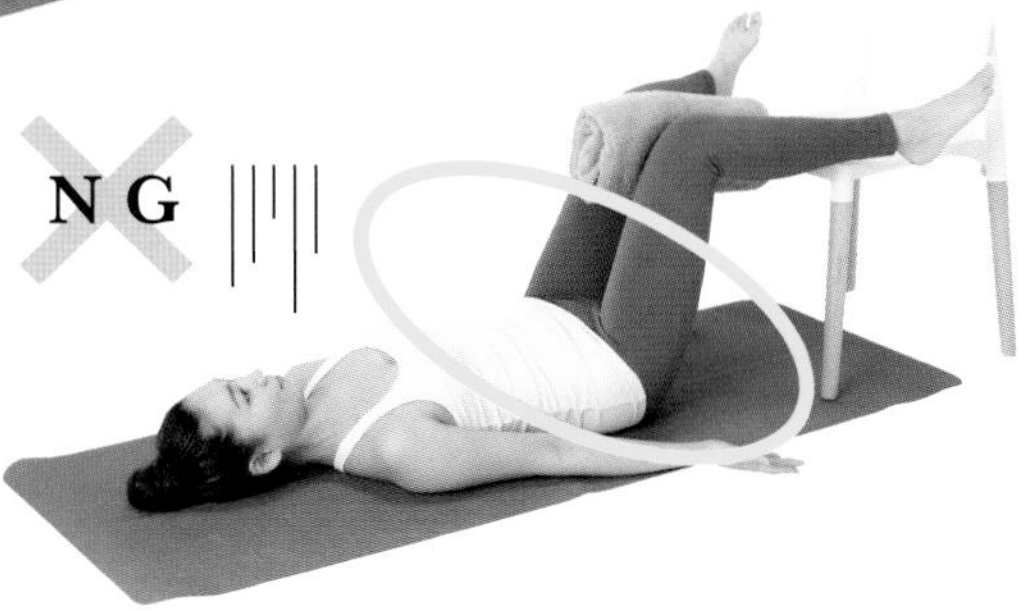

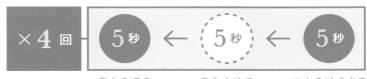

ヒザを立てて お尻を上げる

準備するもの ヨガマット（あれば）

お尻を上げて骨盤の歪みを正しながら、
怠けていた太モモの後ろの筋肉を目覚めさせるストレッチ。
反りすぎないように、肩からヒザにかけて一直線にするのがコツです。

1 ヒザを曲げます

仰向けになり、腰をぴったりと床につけ、手の平を上に向けます。

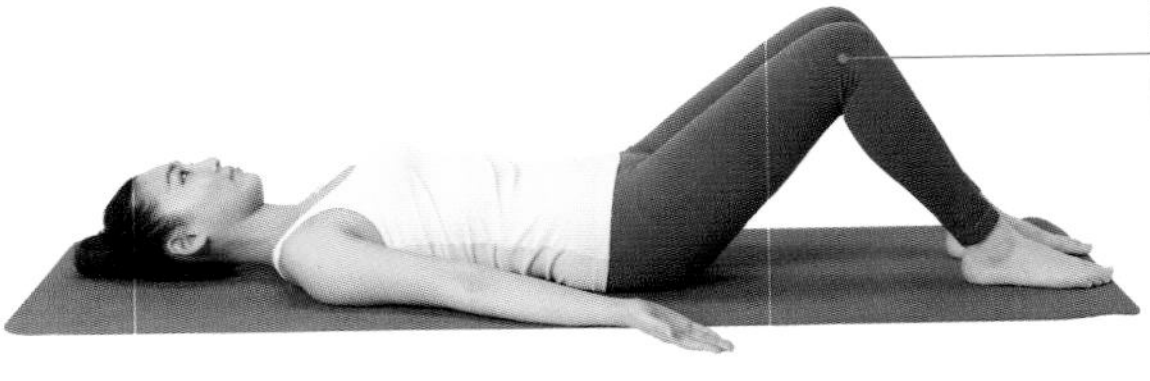

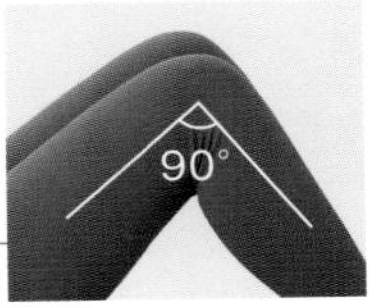

ヒザを90度に曲げる

ヒザの間をこぶし1つ分くらい開き、90度に曲げます。

2 お尻を軽く持ち上げます

背骨を一つ一つ持ち上げるイメージで、お尻を床から浮かせます。

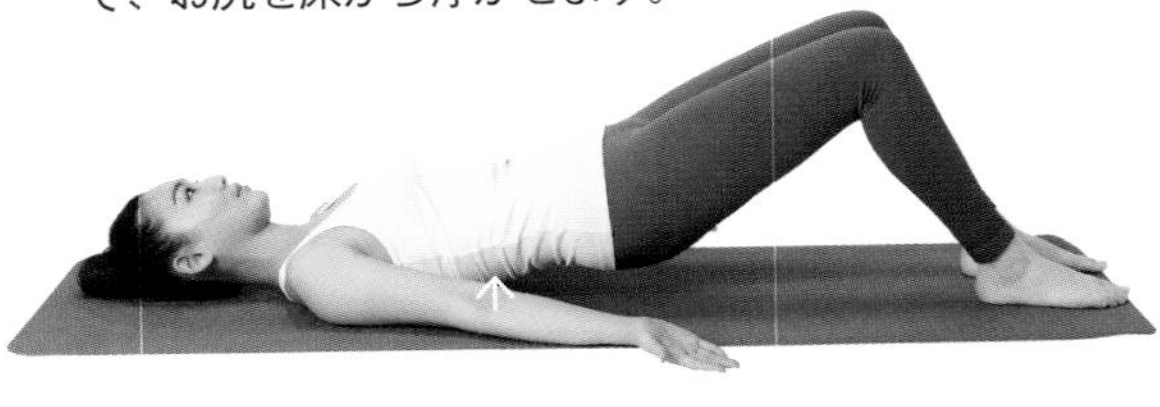

3 さらにお尻を上げて 肩まで一直線にします

足の裏で地面を押して、肩からヒザにかけて一直線になるようにお尻を上げます。その後、ゆっくりとお尻を下げます。自然な呼吸をしながら、お尻の上げ下げを15回繰り返しましょう。

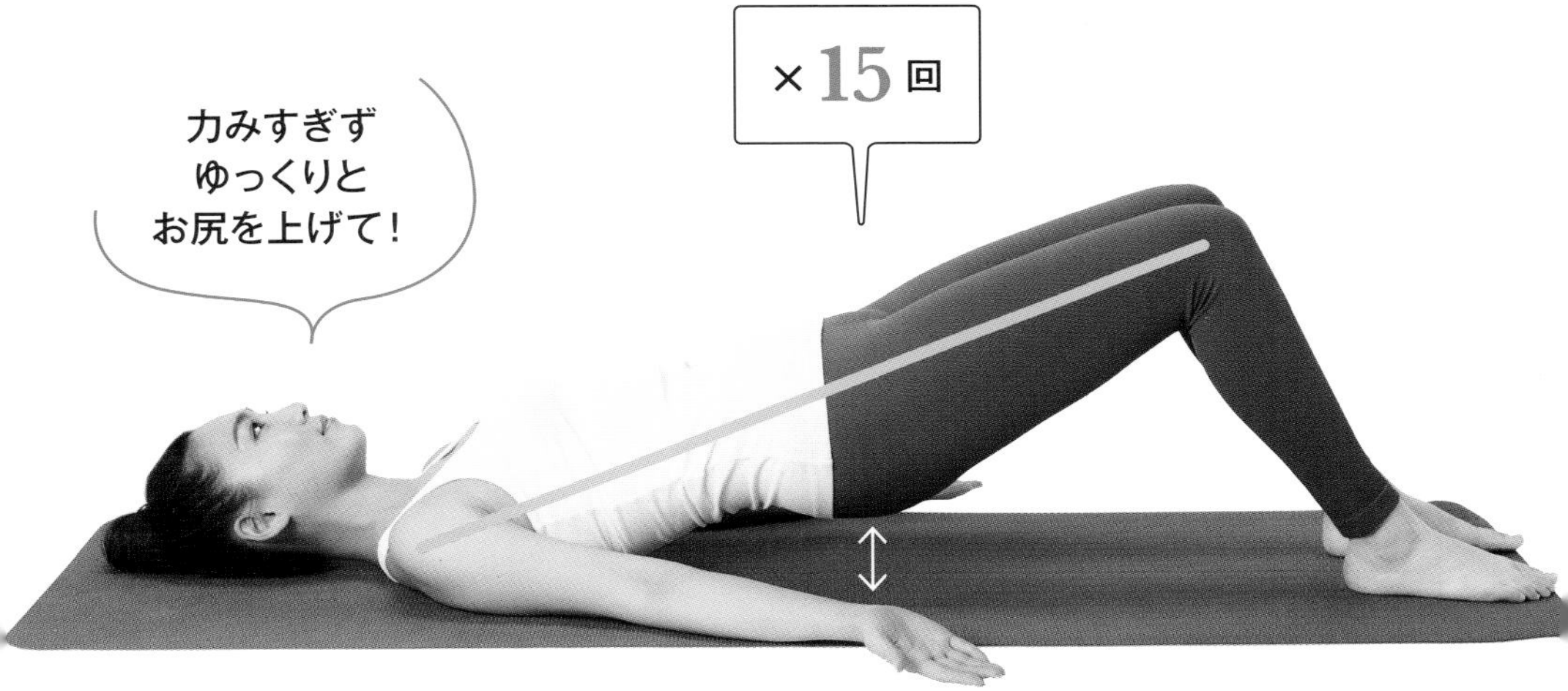

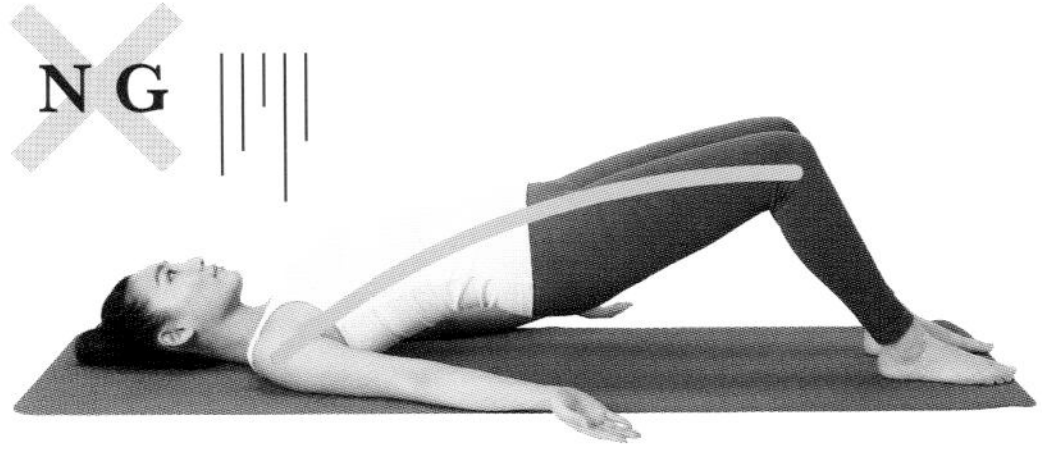

無理に腰を浮かさないように

腰を上げすぎると肋骨が前に出て逆効果。肩からヒザの一直線をキープして。

上体を起こしてお尻を上げる

準備するもの　ヨガマット（あれば）

上半身を支えることで骨盤を強化しながら
内巻きになっている肩を開くため、肩こりの軽減にも繋がります。
二の腕の上腕三頭筋がきついくらいになると効果的です。

1 お尻をつき、ヒザを曲げます

指先を身体の方向に向けて手を後ろにつき、ヒザを90度に曲げます。

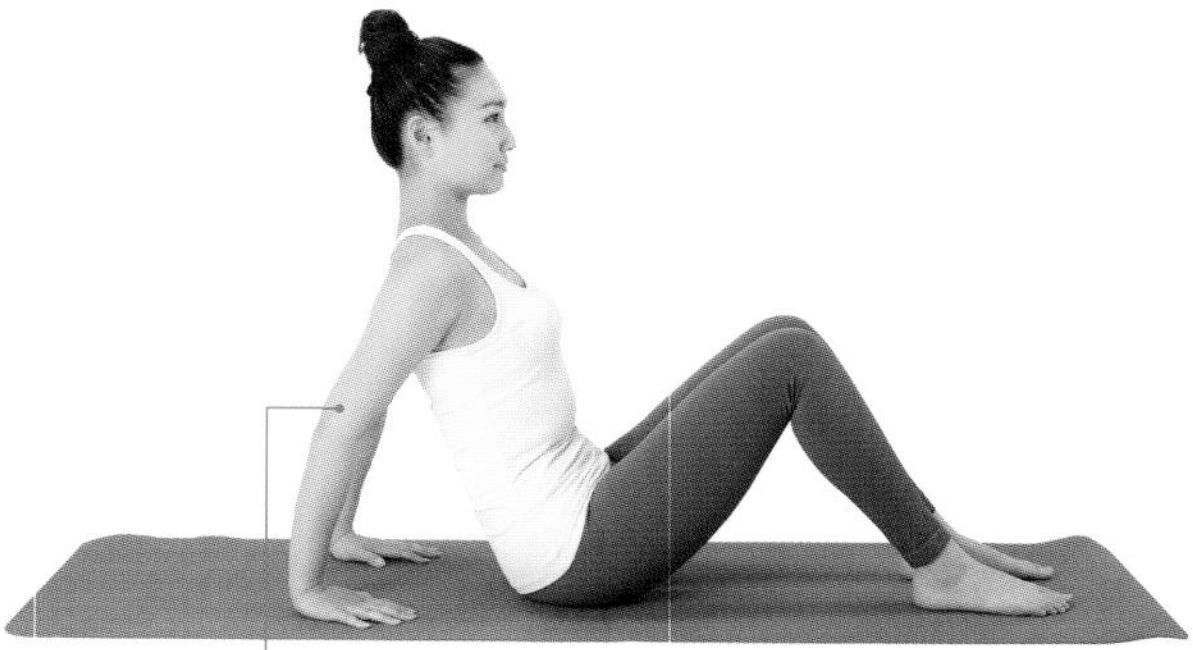

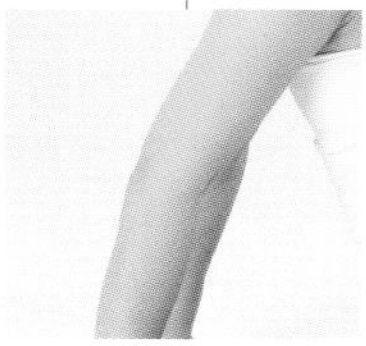

ヒジは曲げるとよりGOOD

ヒジは少しだけ曲げると、ピンと張るよりも腕がきつくなるので効果的です。

2 お尻を上げて腰を丸めます

腰を少し丸め骨盤を後傾した状態でお尻を上げていきます。お尻を上げたら、その位置で基本の呼吸を4回繰り返します。

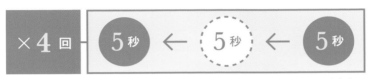

×4回　5秒 ← 5秒 ← 5秒

鼻から吸う　息を止める　口から吐ききる

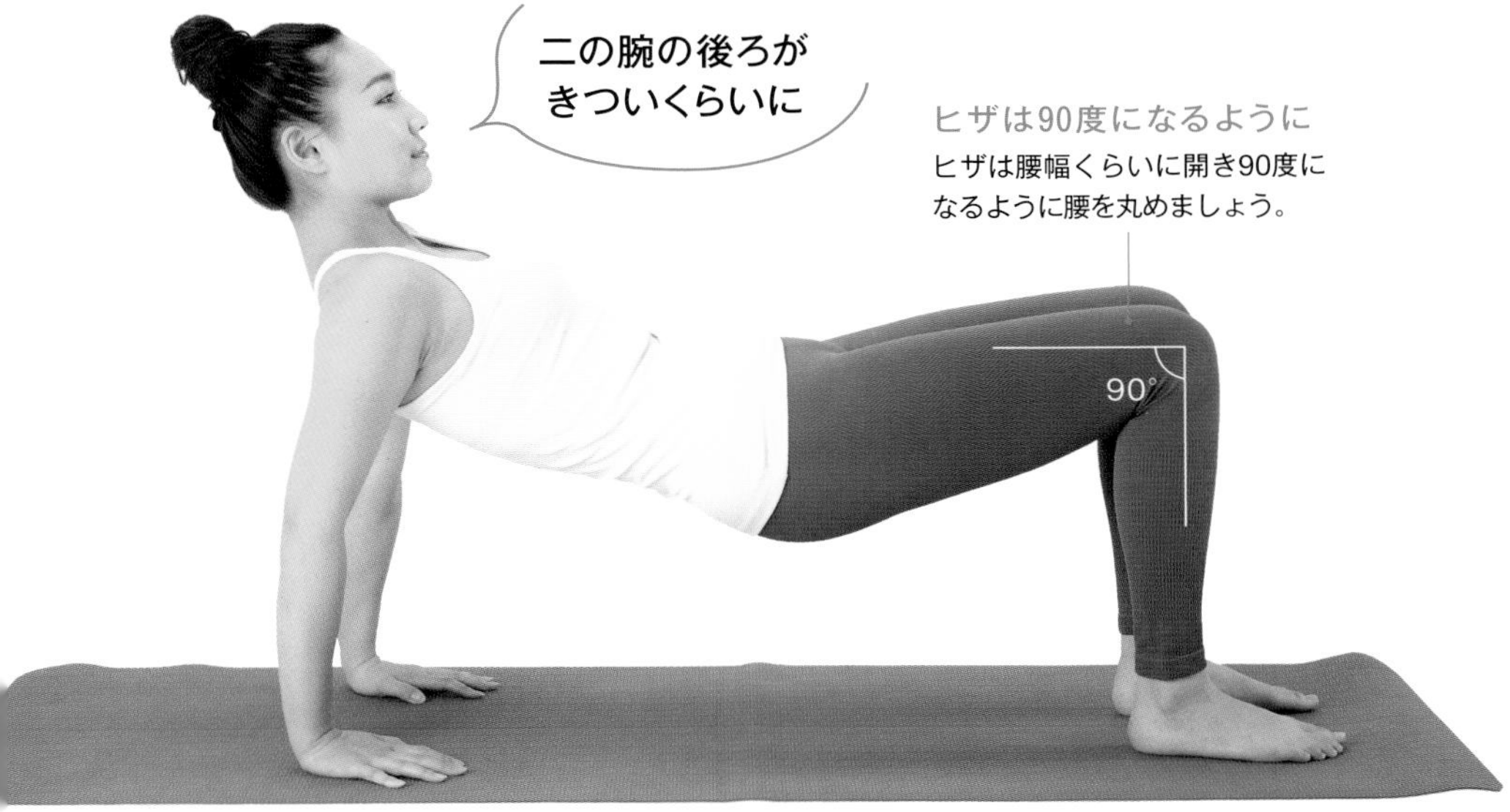

ヒザは90度になるように

ヒザは腰幅くらいに開き90度になるように腰を丸めましょう。

NG

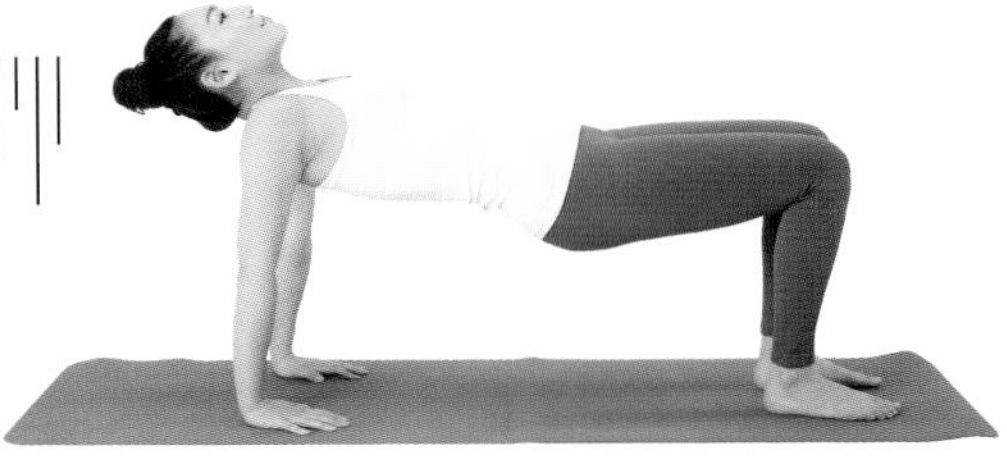

お尻を上げすぎないように

腰は丸くなった状態をキープ。アゴが上がらないように気をつけてください。

立って おじぎをする

準備するもの なし

低い重心からスタートした骨盤を整えるストレッチですが、
最終のステップでは立って、太モモの裏側を強化します。
正しく立てるようになると、肩や腰にかかる負担が軽くなります。

1 腰に手を当てます

足をこぶし1つ分くらい開いて、
腰に手を当てて立ちます。

できる人は……

片脚重心に挑戦！

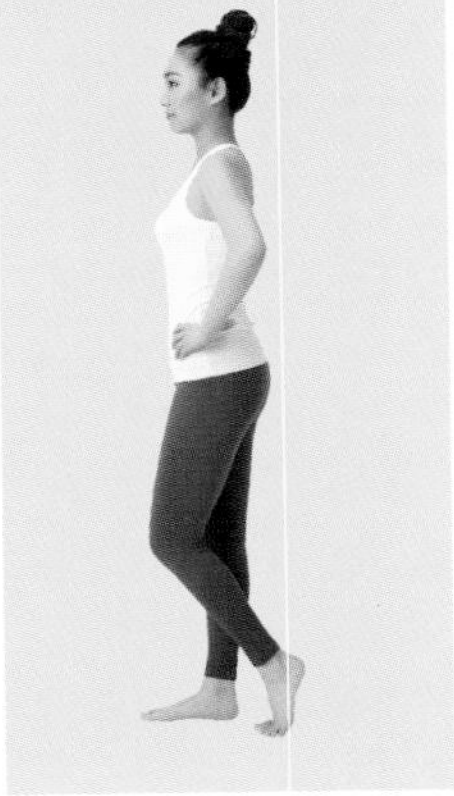

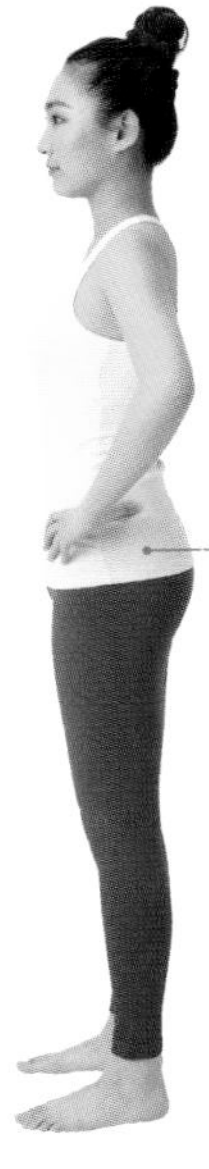

腰に
手を当てます

反り腰にならないようにまっすぐ立って、腰に手を当てましょう。

2 腰を曲げます

ヒザを軽く曲げて頭から骨盤にかけてまっすぐ一直線になるようにして、おじぎをします。自然な呼吸を心がけて。同じ動作を15回くり返します。

×15回

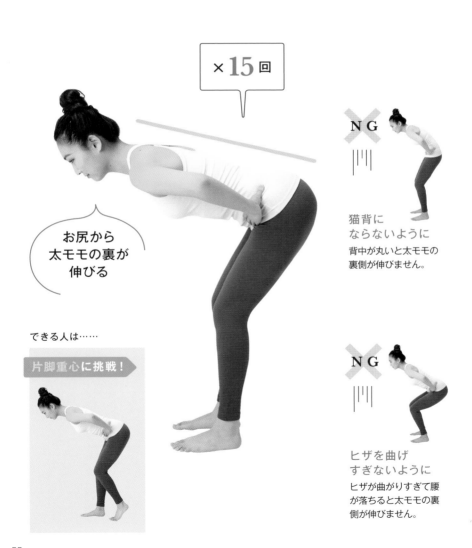

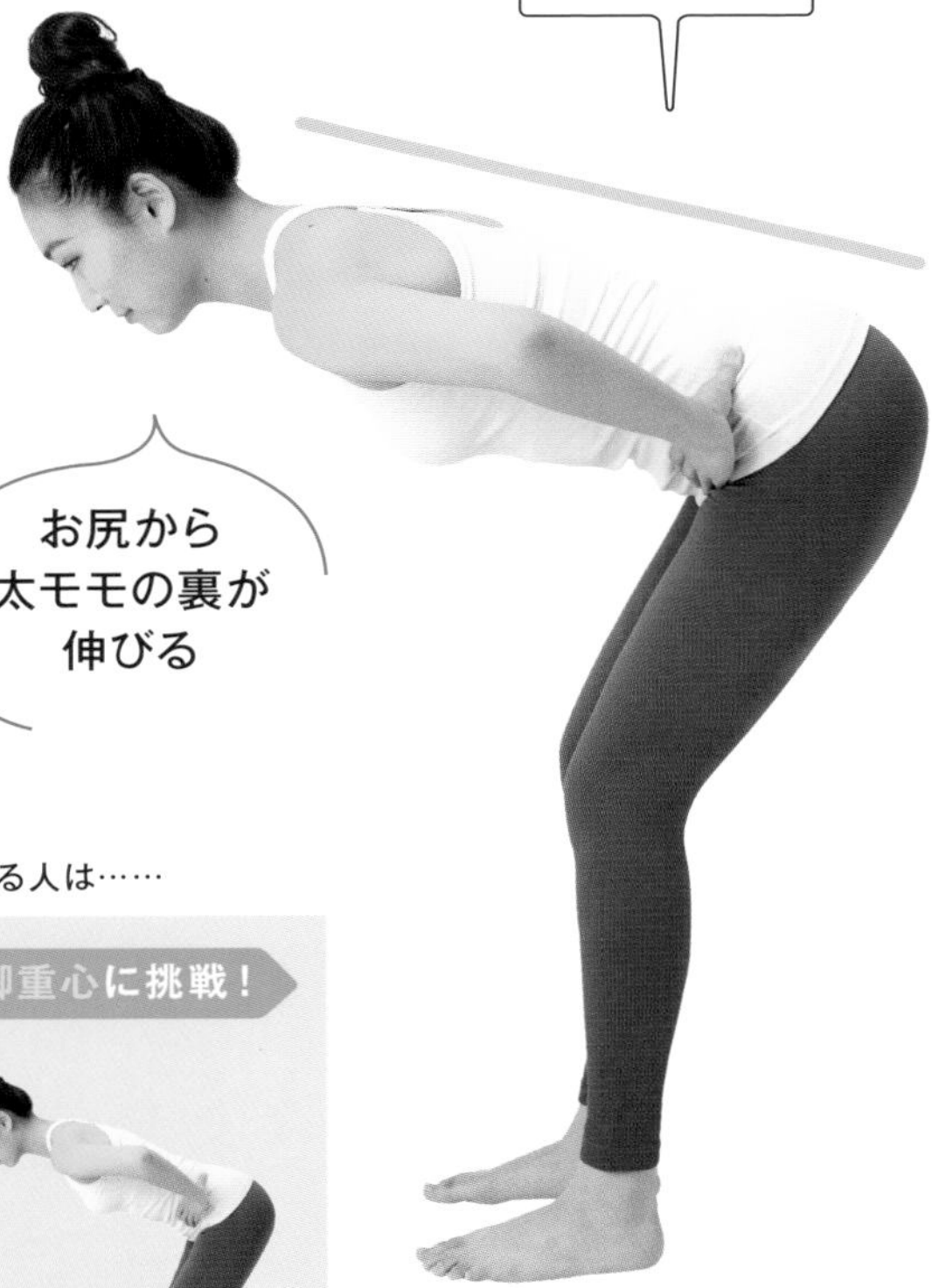

お尻から
太モモの裏が
伸びる

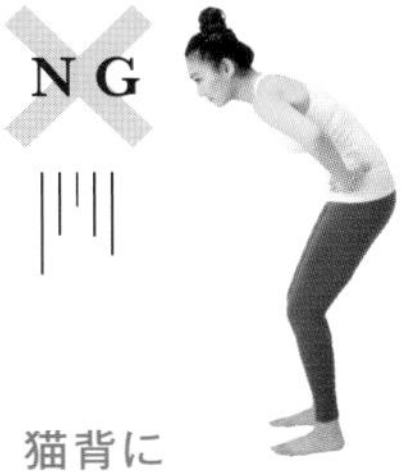

猫背にならないように

背中が丸いと太モモの裏側が伸びません。

できる人は……

片脚重心に挑戦！

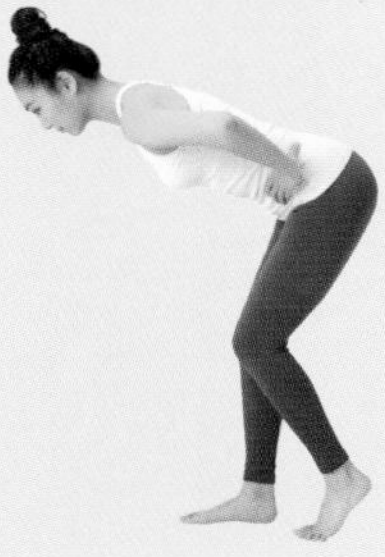

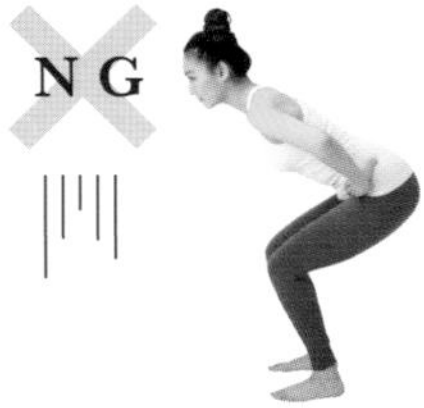

ヒザを曲げすぎないように

ヒザが曲がりすぎて腰が落ちると太モモの裏側が伸びません。

COLUMN

IT業界の経営者から拡散！

「背中を丸める」がバズり Twitterのフォロワー4万人に！

「壁に向かって背中を丸める」ストレッチは、動画が600万再生、10.4万リツイート、47.8万いいね、そして2000万もインプレッション数がつきました。まさかここまでバズるとは思っておらず、私自身大変驚きました。

実は、SNSで発信するようになったのはここ1年くらいのこと。IT業界で仕事をしているお客様にフォローしていただいて徐々にフォロワーが増えていきました。ある時、IT業界で働くお客様の一人から姿勢について相談されました。肋骨の重要性について話をしたところ、SNSでご紹介いただき、それが「背中を丸める」の拡散の始まりになりました。

一人の悩みに向き合うことで、多くの方にも届いたのが「背中を丸める」だったのです。

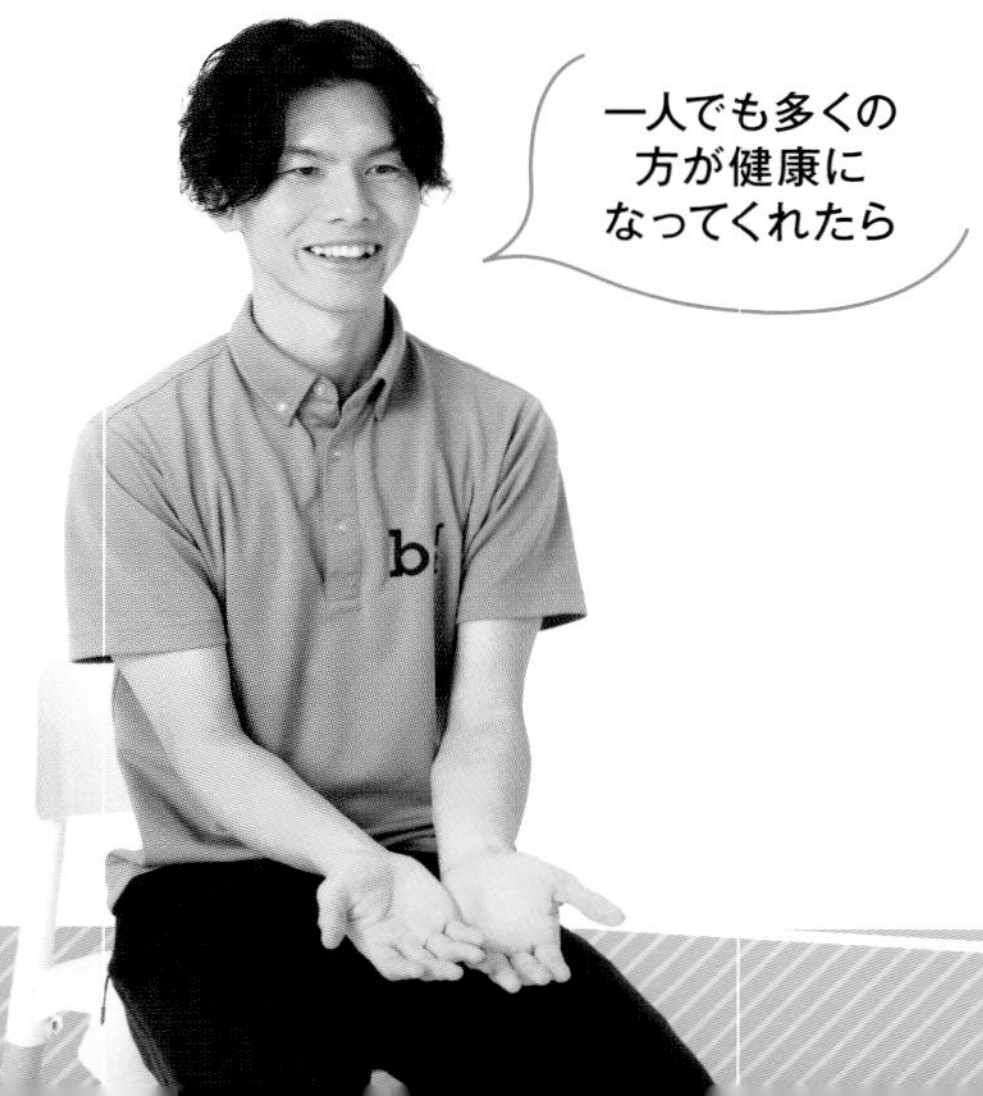

Chapter 4

90度腹筋のすべて

身体の根幹から変える腹筋

背骨に負担がかからない方法で鍛える90度腹筋は
肋骨を正しい位置に戻してから上体を起こすため、
背中を丸めるストレッチの効果がより確実なものとなります。
肋骨、骨盤、そして腹筋で無敵な身体を目指しましょう。

美しい姿勢を手に入れたらスタイルまでよくなる

雑誌で見るモデルさんに代表されるように、姿勢のいい方はスリムなイメージがあります。正しい姿勢ができるようになる＝スリムになると思っている方も多いでしょう。姿勢がよくなると体重が落ちるといった直接的な関係はありませんが、スタイルアップする効果はあります。骨の位置が正しくなることで、筋肉の働きが改善されるためです。

背中を丸め、姿勢が改善すると起こるいいことを紹介しましょう。

①　デコルテが美しくなる
②　お腹ぽっこりが解消する
③　後ろ姿が若々しく綺麗になる

④ 太モモのむくみがなくなりすっきりする

いい姿勢は、体重は変わらなくてもスタイルが改善するのです。

90度腹筋で見た目もカッコイイ身体を目指す

背中を丸めるストレッチは、肋骨の歪みと乱れた呼吸を改善させて身体の不調を取り除く効果があります。また、骨盤をしめるストレッチでは、骨盤と肋骨の両方からアプローチして、身体全体の調子を底上げします。

そこで、私が最後に提案したいのが90度腹筋です。**90度腹筋は少ない回数で効果が出るため、背骨や腰にかかる負担が比較的軽いのに腹筋が鍛えられ、骨格が歪んだことにより弱った筋肉も活性化されます。**また、腹筋を毎日の習慣にすることで、ウエストラインがすっきりする効果も。たとえ体重は変わらないとしても、見た目の美しさが格段にアップするのです。

姿勢が悪いと、真の美しさには繋がりません。背中を丸めるストレッチと同時に腹筋も強化して、スタイルアップした身体を手に入れましょう。

日々のパフォーマンスをグンと上げる90度腹筋とは

腹筋が弱ると、肋骨や骨盤の歪み、姿勢が崩れて身体の不調につながります。そこで背中を丸める体操や骨盤の歪みを直すストレッチとともに実践していただきたいのが90度腹筋です。崩れた姿勢でデスクワークをしていると、腹筋や骨盤底筋、横隔膜など、姿勢を維持する体幹筋がサボりぎみになります。8時間デスクワークをしていたら、8時間分サボった状態にあるのです。

体力テストで行うような上体起こし腹筋は外側の腹直筋には効きますが、姿勢を保持するにはあまり効果がありません。さらに、腰の背骨にかかるストレスがとても高いことがわかっています。呼吸を行いながら、肋骨を整えた状態で腹筋をすることで、お腹の奥の筋肉を使います。1回あたりの腰へのストレスが少なく、かつ回数も少なくすむので、身体に優しく腹筋を鍛えられます。

呼吸を整えることでインナーマッスルに効果あり

腹筋がうまくできない方も、ステップ1のカールアップ（86ページ）から始めてみましょう。上体を起こす普通の腹筋は、毎日の生活の中で運動する習慣がないと、きつくてなかなか続けられません。ですが90度腹筋は、上体を高く上げ下げしなくていいので、腹筋に自信がない人でも無理なく普段の生活に取り入れやすいはずです。

ポイントは、息を吐ききったあとに吸いながら上体を起こすこと。**呼吸を整えながら段階的に上体を起こすことでインナーマッスルに作用し、少ない回数できちんと効果が出る**のです。さらに、肋骨も整えられるのでこれをやらない手はありません。

最初はきついかもしれませんが、きちんとレベルを踏むことで徐々にできるようになり、効果を感じられます。気持ちをリラックスさせて、さっそくトライしてみてください。

普通の腹筋

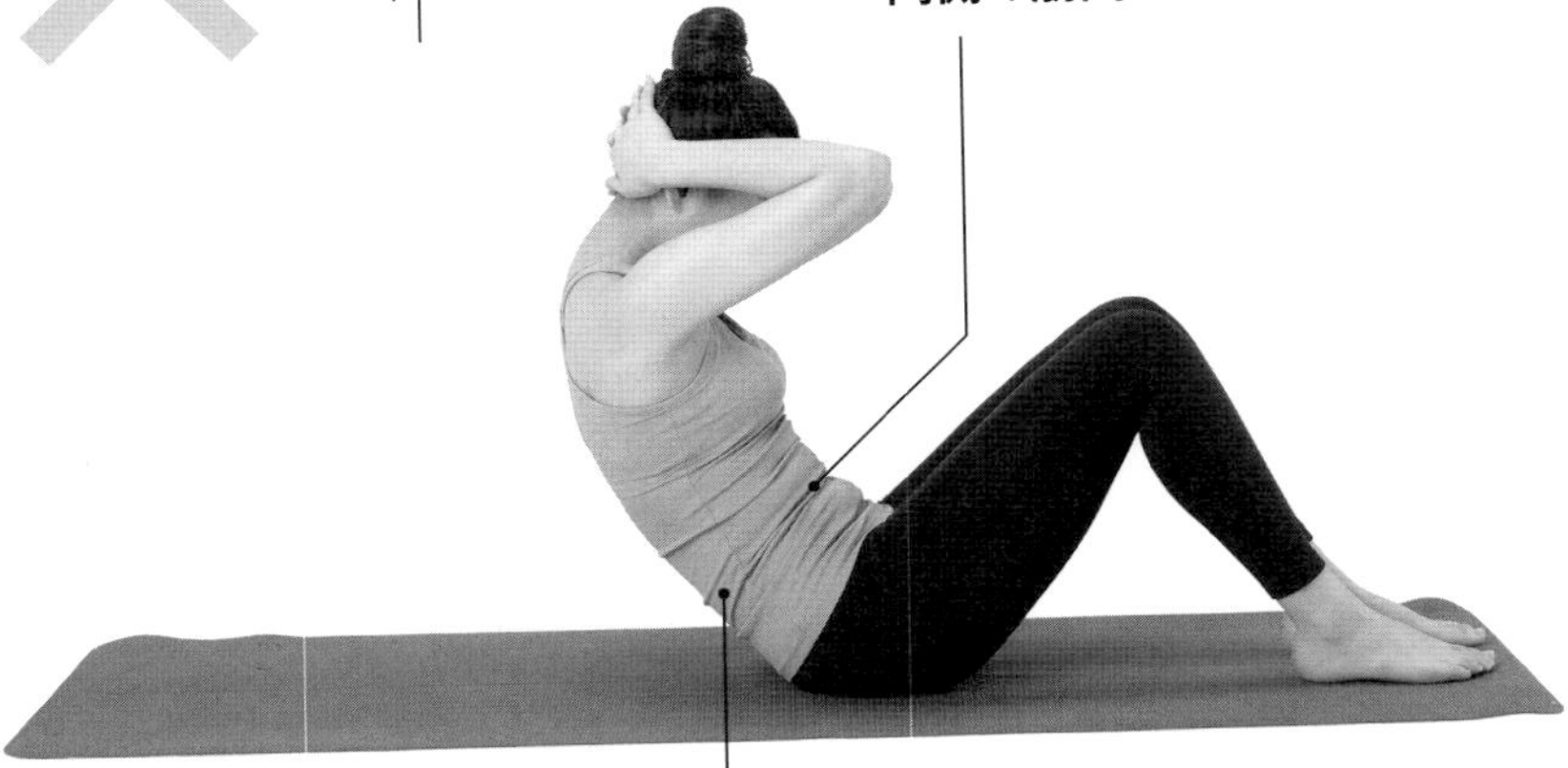
Bad...
お腹の外側の筋肉を
刺激できるが、
内側の筋肉はゆるみがち
背骨に負担がかかって
腰を痛める可能性がある

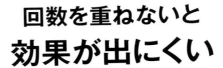

ヒザを曲げて上体を高く起こす普通の腹筋は、腰や背骨に大きな負担がかかっています。この腹筋でももちろん筋力アップの効果はありますが、腰を痛める可能性もあります。

また、この腹筋方法だとお腹の外側にある腹筋は鍛えられても、インナーマッスルはゆるみがちなので、美しいウエストや美しい背中を作ることはできません。

回数を重ねないと
効果が出にくい

背中を丸めた腹筋

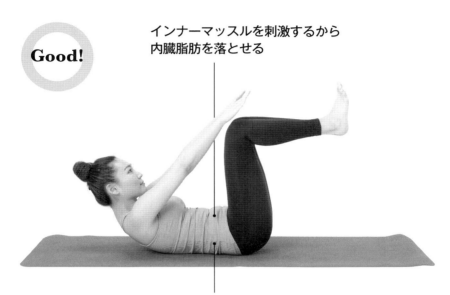

Good!

インナーマッスルを刺激するから
内臓脂肪を落とせる

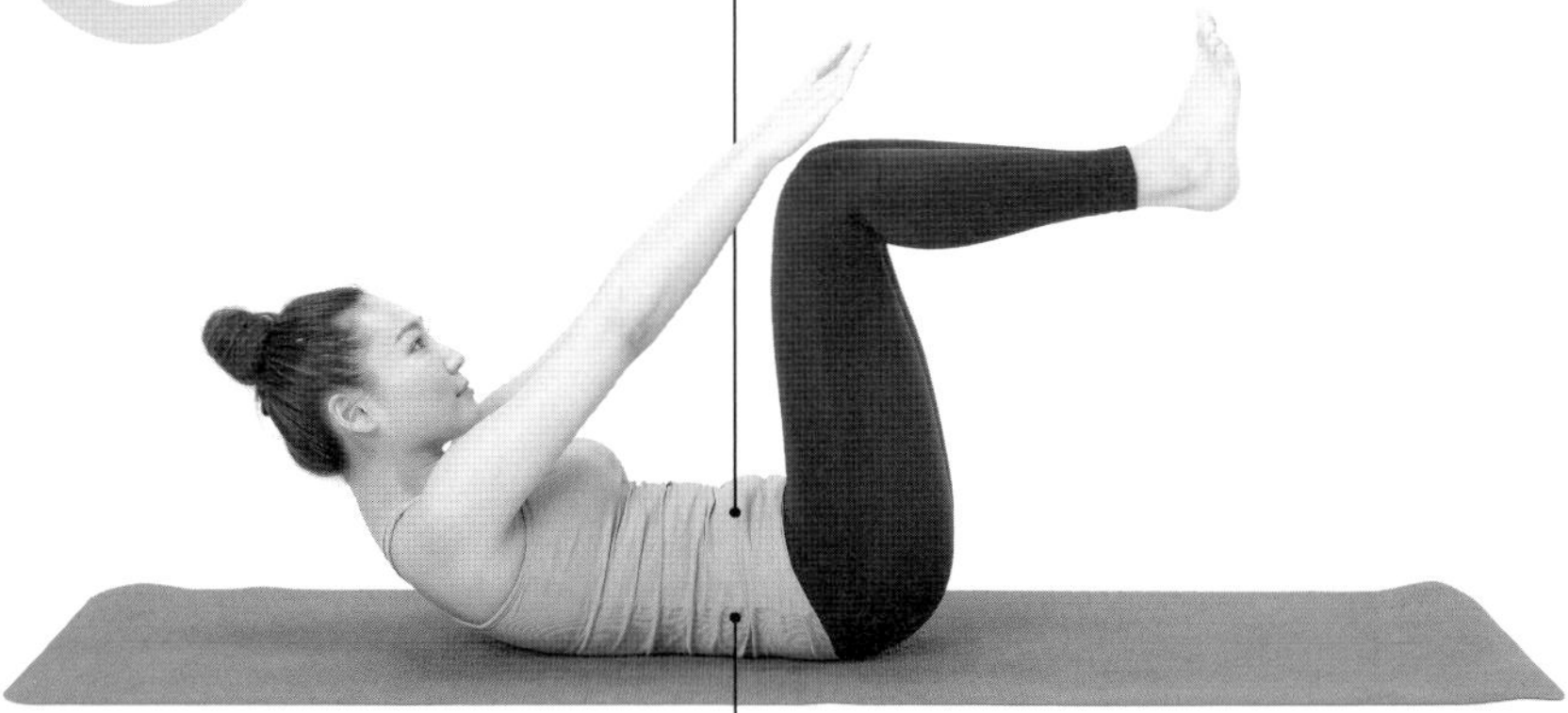

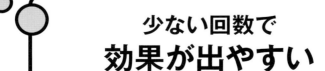

背骨に負担がかからないので
反り腰にならない

90度腹筋は背中を丸めた状態で行うもので、腰や背骨を痛めることなく取り入れられる腹筋方法です。背中を丸めた状態をキープしながら腹筋をすると、背骨に負担が少なく、肋骨や骨盤の歪みを直して正しい位置に戻す効果もあります。また、呼吸を整えながら腹筋をすると、腹筋がぎゅっと刺激されて、ぽっこりお腹の解消にもなります。

少ない回数で
効果が出やすい

カールアップ

準備するもの　ヨガマット（あれば）

腹筋に自信がない人でも、簡単に取り入れられるカールアップ。呼吸を意識しながら行うと、インナーマッスルに作用し、肋骨や骨盤の歪みの改善効果もあります。

1 仰向けで 脚を90度に曲げます

ヒザを90度に曲げ、つま先は上向きにします。手を斜め上に伸ばします。

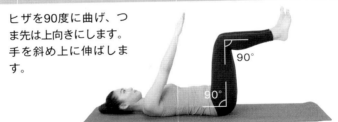

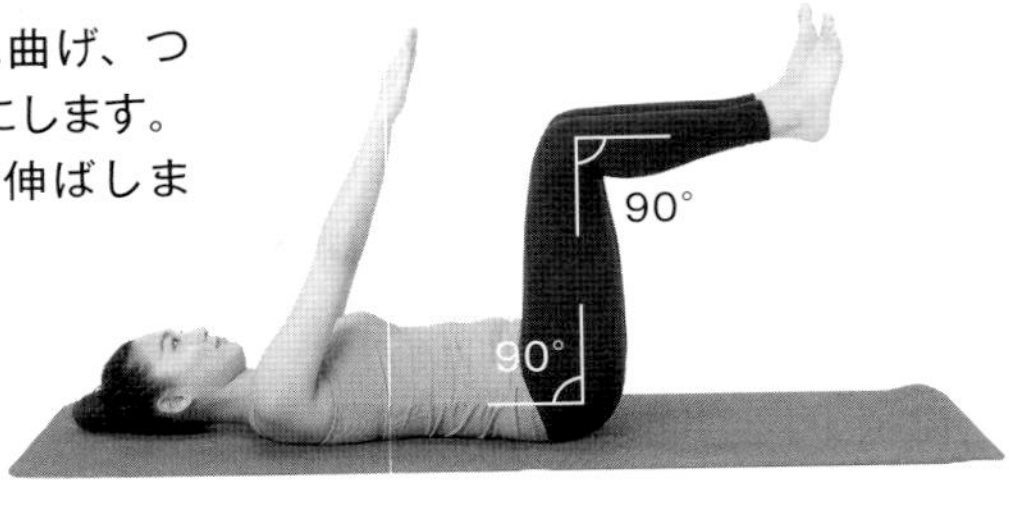

2 手をヒザに近づけて 上体を起こします

第1段階

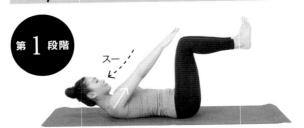

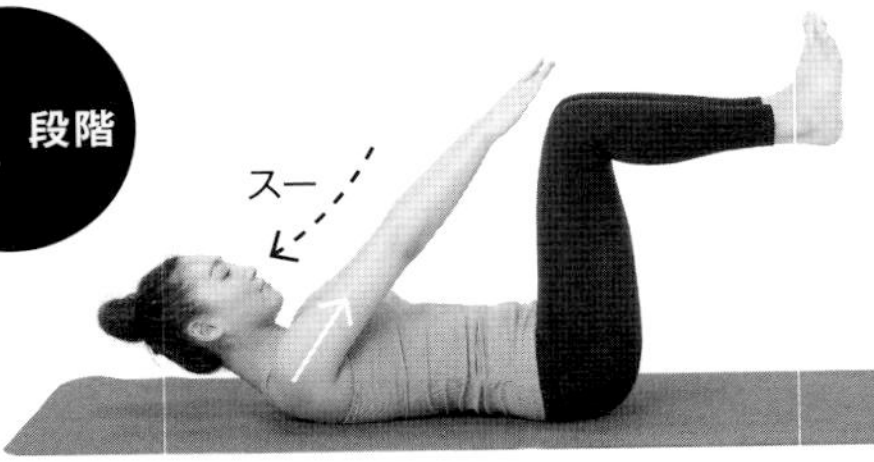

手をヒザに近づけ、5秒で息を吐ききったあと、5秒で息を吸いながら肩甲骨を上げます。

5秒 ← 5秒

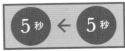

鼻から吸う　口から吐く

3 もう1段階上体を起こします

第2段階

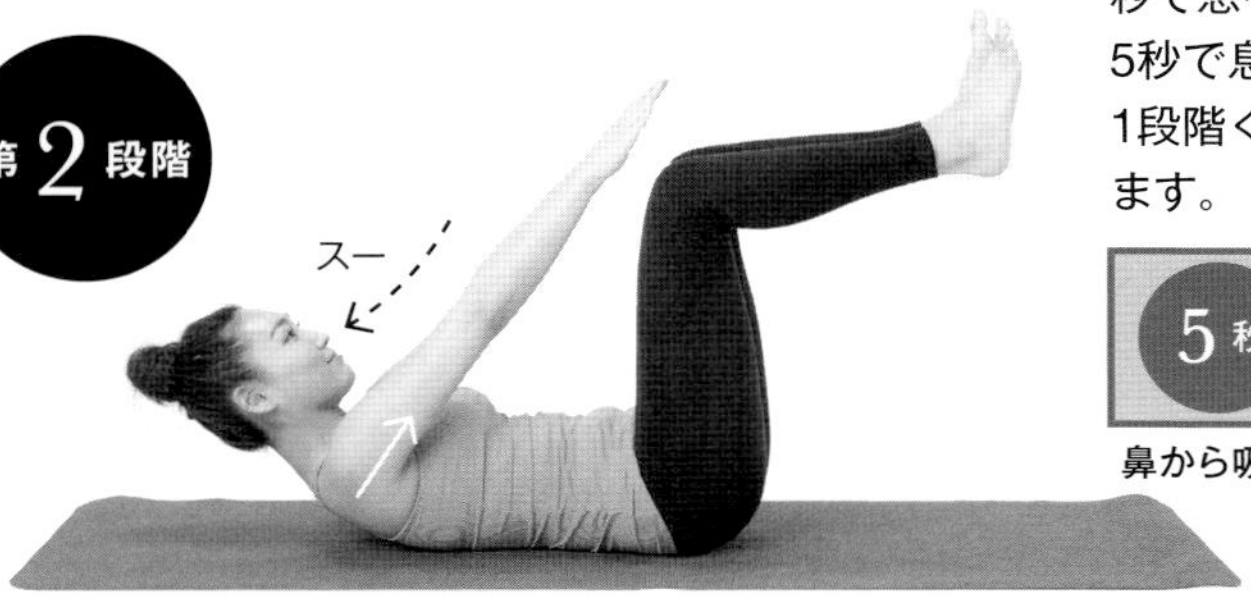

手を斜めに上げながら、5秒で息を吐ききったあと、5秒で息を吸いながらもう1段階ぐっと上体を起こします。

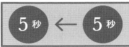

5秒 ← 5秒

鼻から吸う　口から吐く

4 さらに肩甲骨が床から離れる程度に上体を起こします

第3段階

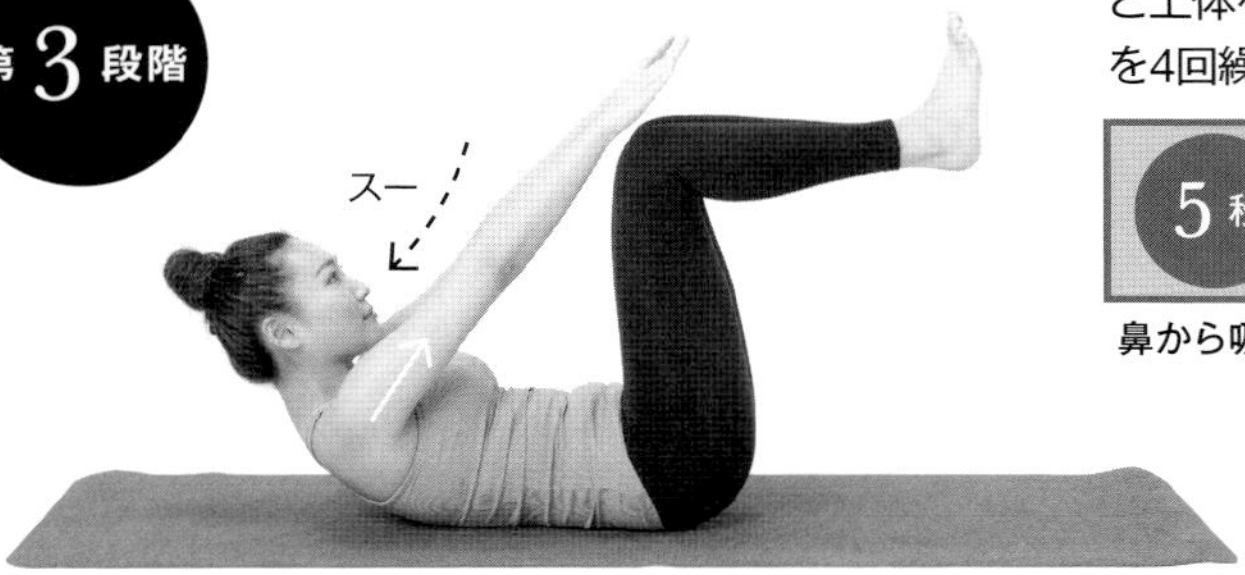

きついとは思いますが5秒で息を吐ききってから、5秒で息を吸い、さらにぐっと上体を起こします。2〜4を4回繰り返します。

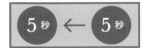

5秒 ← 5秒

鼻から吸う　口から吐く

2〜4を
×4回

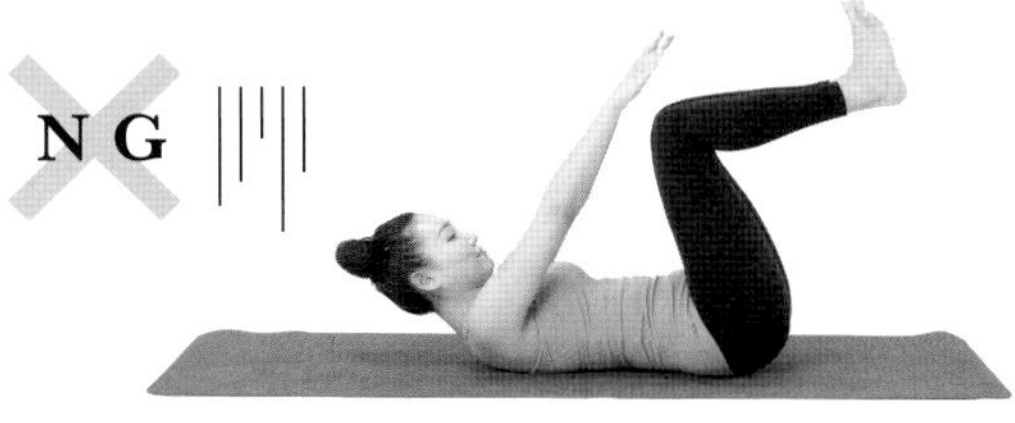

90度をキープするように

ヒザと脚の付け根は90度になるように意識して行います。

ツイスト カールアップ

準備するもの ヨガマット（あれば）

ツイストカールアップは腹筋にねじりを加えることでお腹の外側の筋肉はもちろん、さらに腹部のインナーマッスルである腹斜筋にも作用します。腰や背骨の負荷が少ないので、毎日取り入れたい腹筋です。

1 仰向けになり 左手で右の耳をつかみます

脚を90度に曲げ右手は頭の下に置き、左手で右耳をつかみ左ヒジを右に引き寄せます。

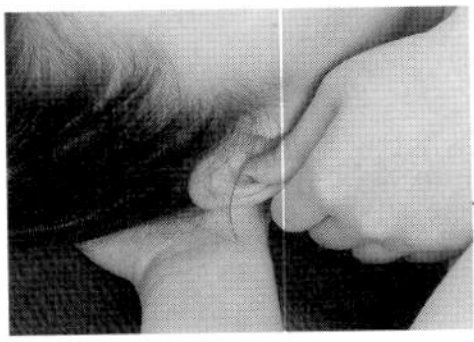

耳をつかむ

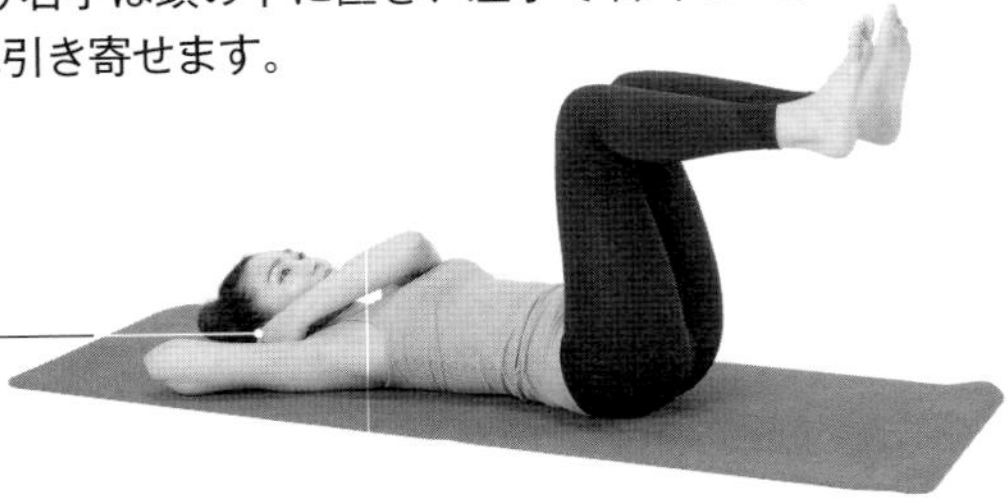

2 息を吸いながら上体を起こします

第1段階

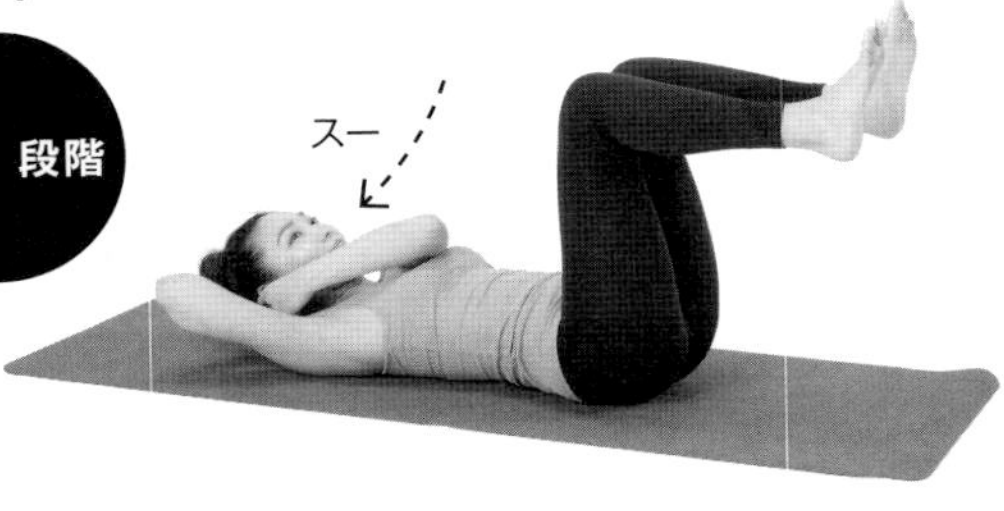

5秒で息を吐ききり5秒で息を吸いながら上体を起こすと、腹斜筋が鍛えられます。

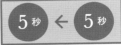

5秒 ← 5秒

鼻から吸う　口から吐く

3 さらに上体を起こします

第2段階

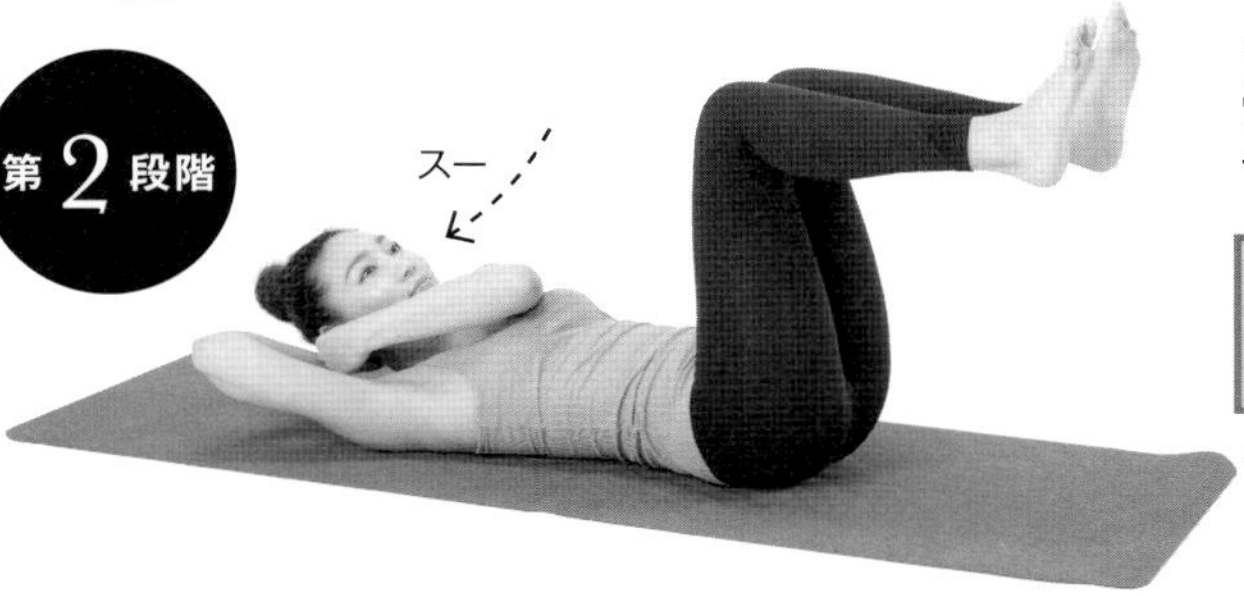

続けて息を吐ききったあと息を吸いながら、肩甲骨を上げるように少しずつ上体を起こします。

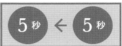

5秒 ← 5秒

鼻から吸う　口から吐く

4 さらに 肩甲骨が床から離れる程度に 上体を起こします

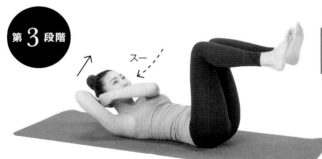

さらに息を吸いながら、もっと上体を起こします。

第3段階

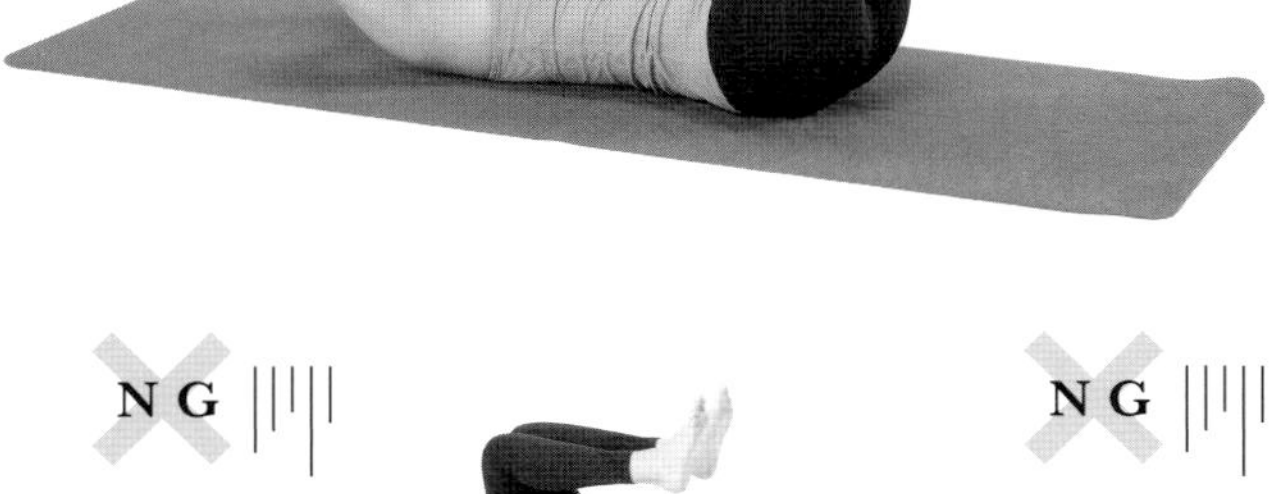

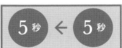

5秒 ← 5秒

鼻から吸う　口から吐く

2~4を ×2回

左右行います

NG

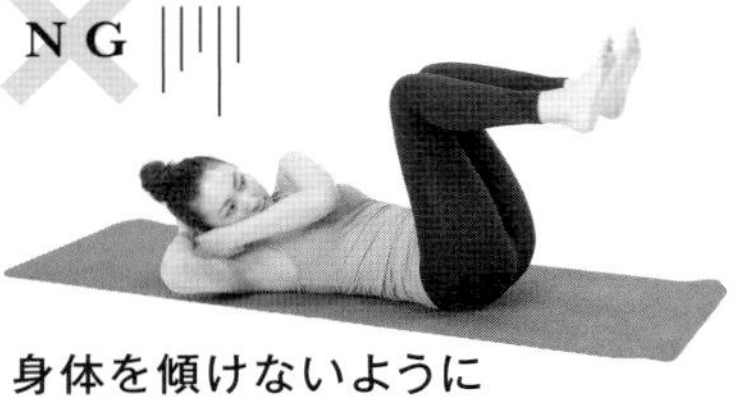

身体を傾けないように

ヒジを反対側に寄せることで腹斜筋に効きます。身体を傾ける必要はありません。

NG

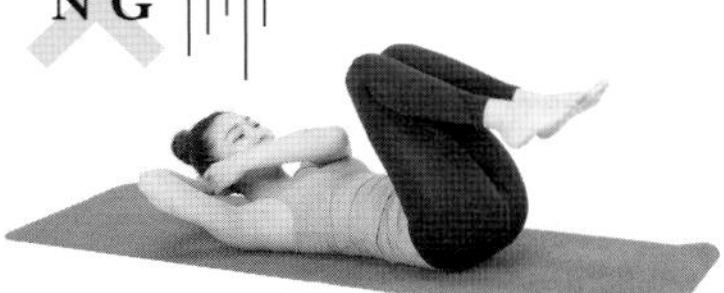

ヒザを寄せるのは×

ステップ1のカールアップと同じようにヒザと脚の付け根は90度をキープして。

クロスタッチ

準備するもの ヨガマット（あれば）

クロスタッチは腹筋のなかでも脇腹の腹斜筋が強化されます。息を吐ききったあと吸いながら、上体を起こすため少し難易度が上がってきますが、美しい姿勢作りの効果は抜群です。

1 仰向けで右脚と左腕を伸ばします

かかとまでしっかり右脚を伸ばし、左脚はヒザを90度に曲げます。右手は頭の下に置き、左腕は手のひらを下にして上げます。

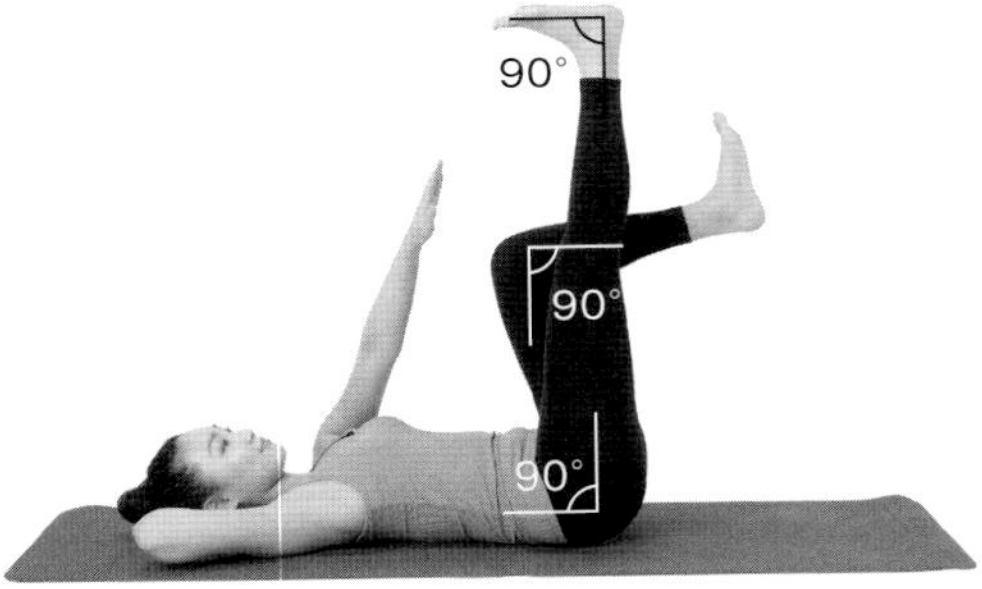

2 手を左ヒザに向けて 上体を起こします

フーッと息を吐ききったら、吸いながら左ヒザに左手を近づけるようにして上体を少しだけ起こします。

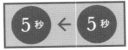

5秒 ← 5秒

鼻から吸う　口から吐く

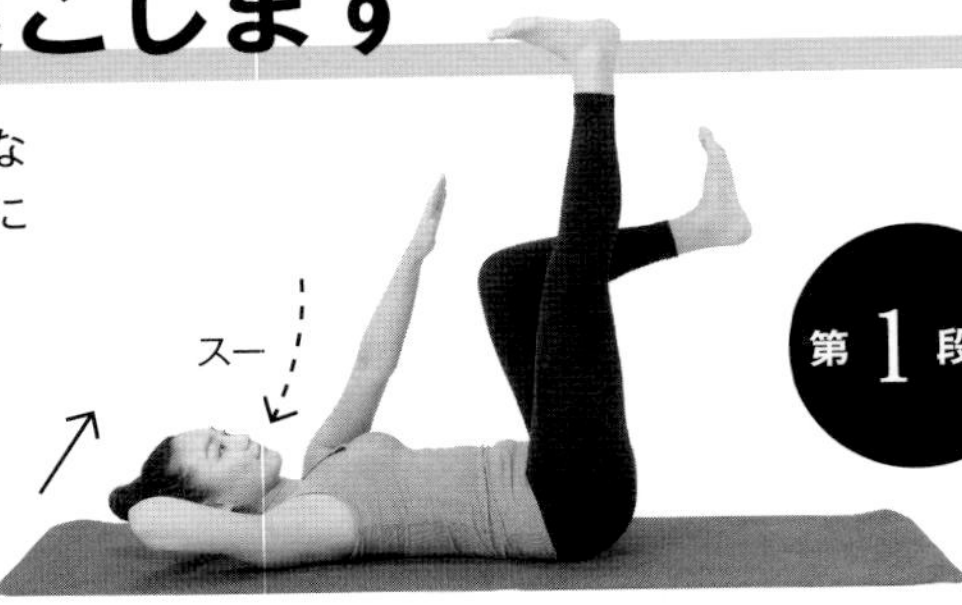

第1段階

3 もう1段階上体を起こします

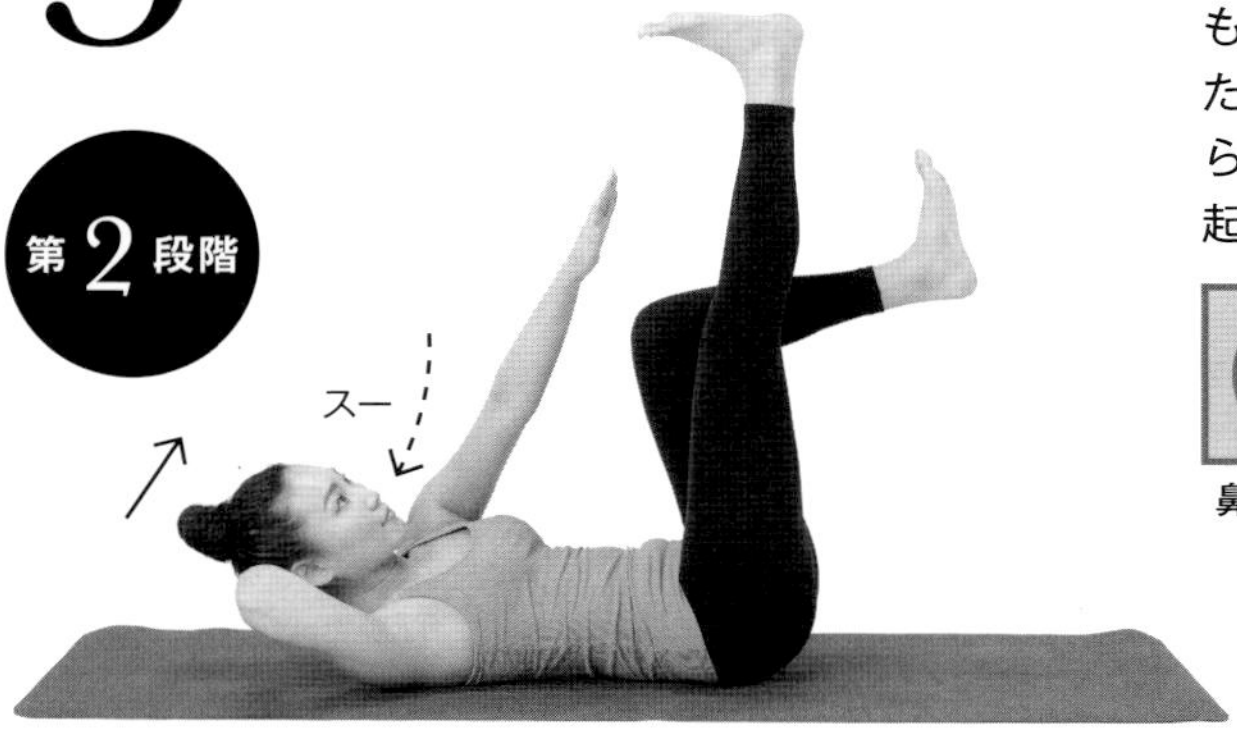

もう一度、息を吐ききったあとに息を吸いながら、さらにぐっと上体を起こします。

5秒 ← 5秒

鼻から吸う　口から吐く

4 さらに 肩甲骨が床から離れる程度に 上体を起こします

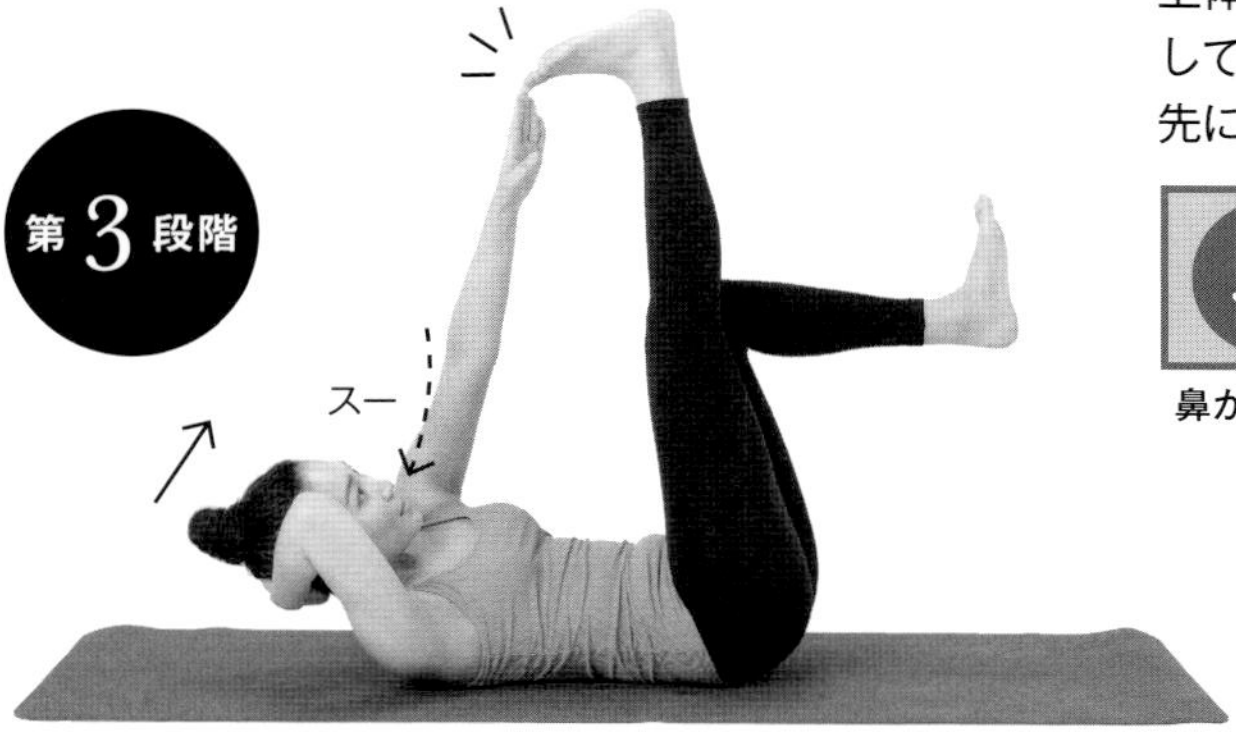

さらに同じ呼吸をしながら上体を起こし、最後に伸ばしていた左手で右脚のつま先にタッチします。

5秒 ← 5秒

鼻から吸う　口から吐く

2~4を
×2回
左右行います

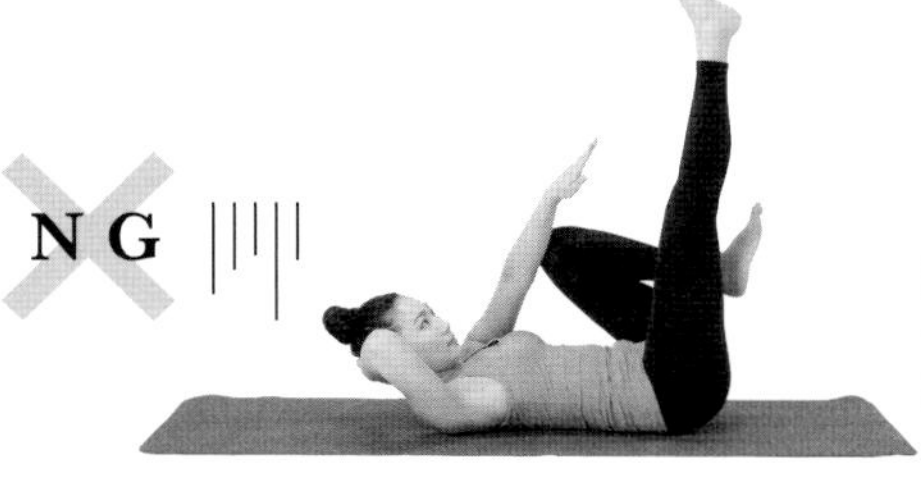

ヒザとかかとを 90度に保つように

伸ばしている脚の足首と、曲げている脚のヒザが90度になるようキープして。

バイシクルクランチ

準備するもの　ヨガマット（あれば）

バイシクルクランチでは腹筋に効くのはもちろん、ひねる動作を繰り返すことで、歩き方をキレイにする効果があります。肋骨を下げて呼吸を整えながら、連続した動きを身につけましょう。

1 仰向けで 脚を90度に曲げます

両手を頭の下に置いて、脚を90度に曲げ、息を吐ききって肋骨を下げます。

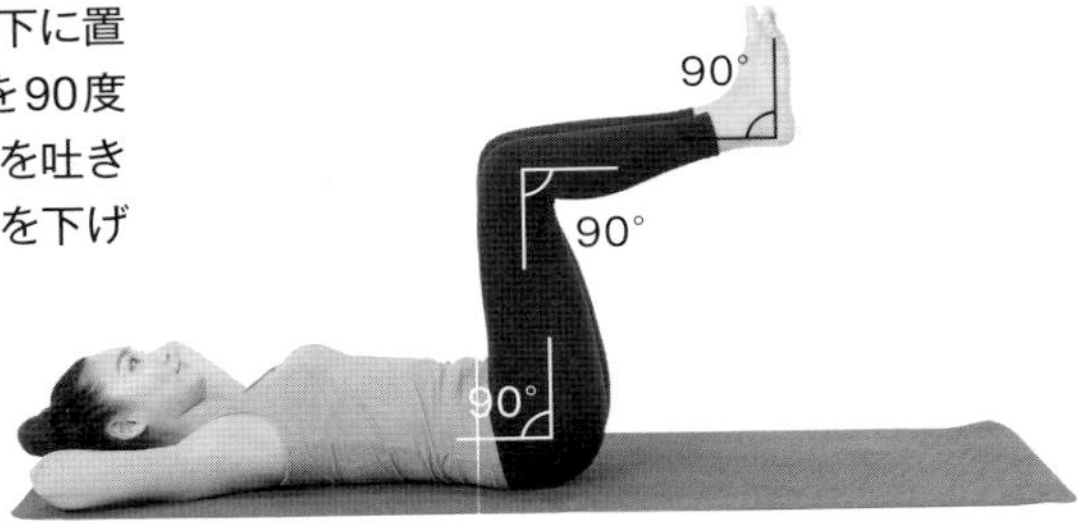

2 右ヒジと左ヒザをタッチします

右ヒジと左ヒザを近づけます。この時、右脚はまっすぐ伸ばします。自然な呼吸で。

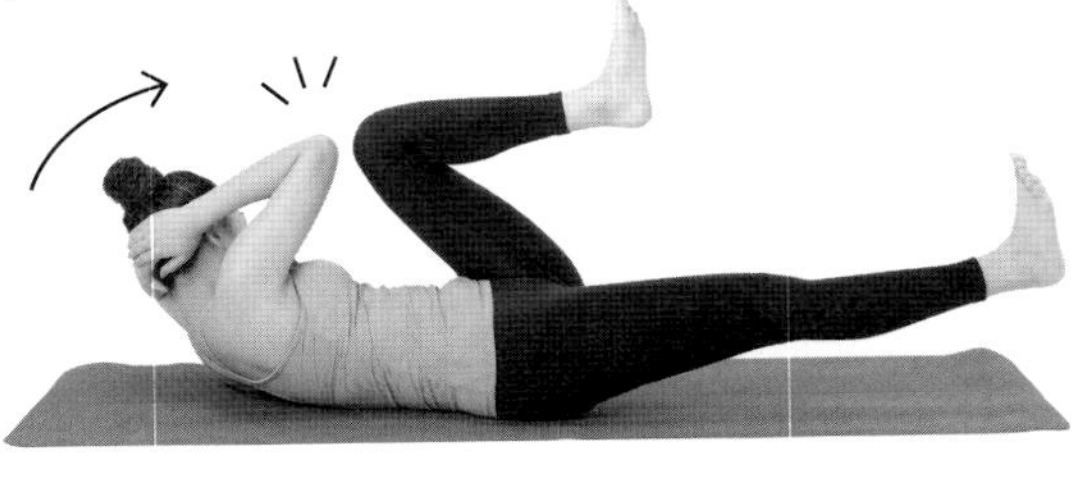

3 左ヒジと右ヒザをタッチします

さらに肋骨を下げながら。左ヒジと右ヒザをタッチ。左右交互に10回連続を目指します。

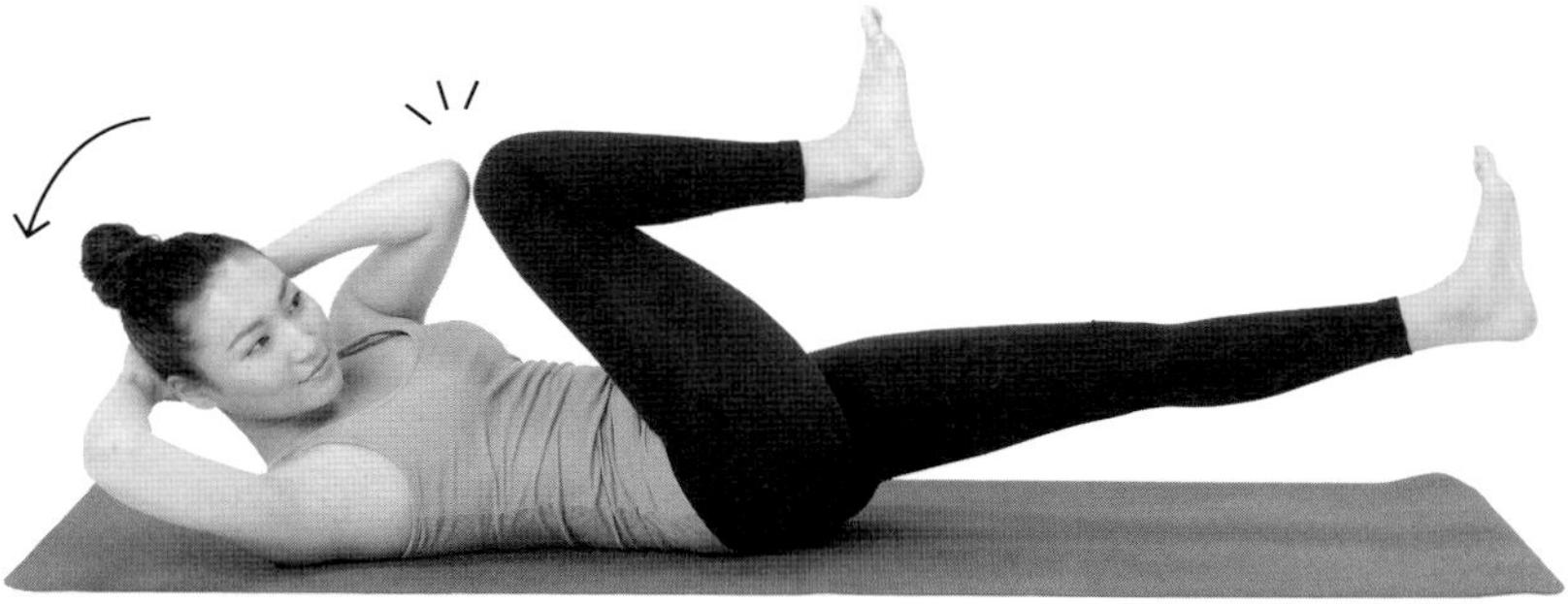

2~3を左右交互に	×10回

NG

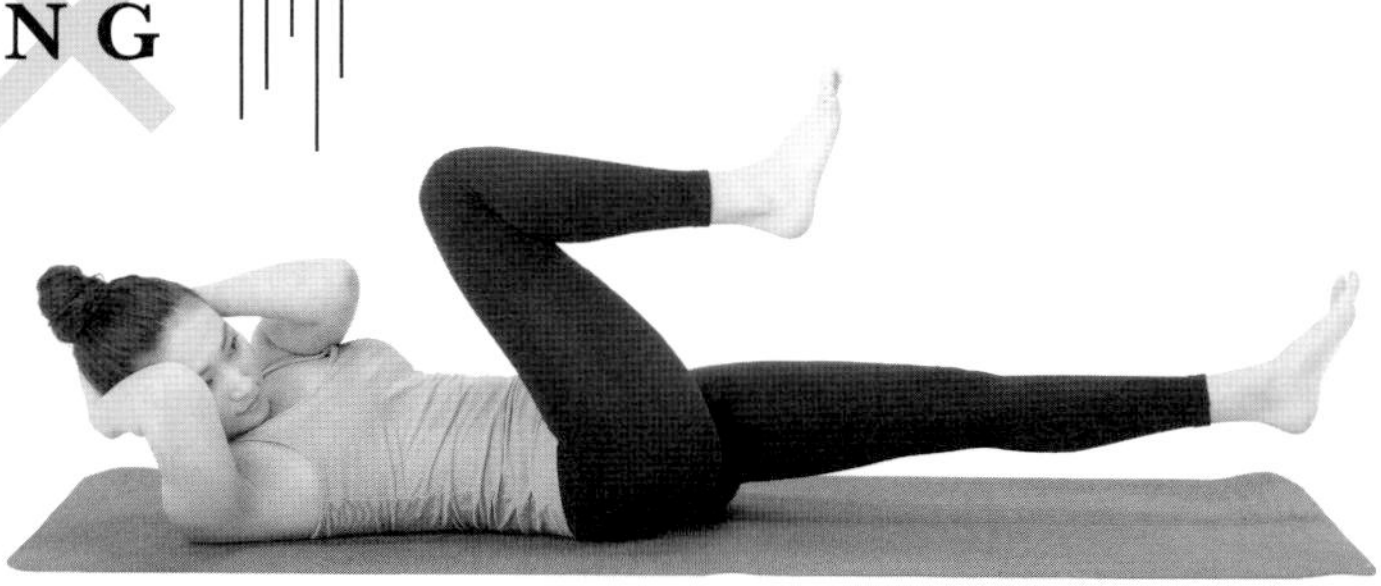

上体はきちんと起こすように

ヒジが内側に入らないようにします。また、足の甲の90度キープも忘れずに。

ストレッチや腹筋を無理なく普段の生活に取り入れる

ここまで「背中を丸める」「筋肉をゆるめる」「骨盤をしめる」「90度腹筋」と、身体を土台から整えるトレーニングをお伝えしてきました。ただし、いくら全人類におすすめできるメソッドがあったとしても、これらのトレーニングを皆さんが毎日の生活にうまく取り込んで習慣づけなければ効果は望めないかもしれません。

今回ご紹介したすべてのトレーニングは、**朝昼晩と分ければそれぞれ1〜2分でできるものばかり**です。まとめて1日5分でもかまいません。目がまわるような忙しさだとしても、隙間時間にスマホをのぞく時間はあるのではないでしょうか。そのうち

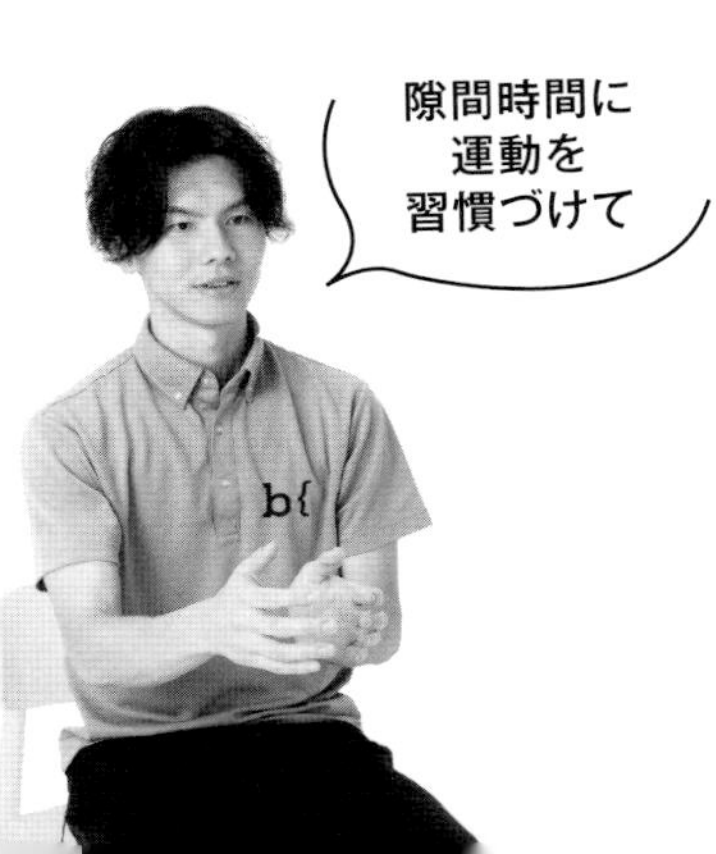

少しの時間でもいいので、呼吸を整え、トレーニングにあててみてください。

スマホをのぞく、その数分間をトレーニングに

私が代表を務めるジムには不調を持った方がたくさんいらっしゃいます。今までに自分の身体の不調をなくそうと、あらゆる方法を試した方が大半です。

トレーナーとしては、一日1時間でも、パソコンやスマホに向かう時間を減らしてほしいと思っています。画面を見る時間を一日1時間減らすことができたなら、1週間で7時間分。**小さな心がけ次第で身体を変えることができる**からです。

とはいえ、仕事上どうしてもデバイスに向かう時間が多くなる方もいらっしゃるでしょう。そういう方こそ、身体をリセットできるストレッチを、仕事の合間に取り入れてみてください。これが結局、身体の不調を取り除く近道なのです。

毎日運動することは、慣れなかったり身体がきつかったりするかもしれません。けれど、背中を丸めるストレッチを普段の生活に取り入れることができれば、確実に身体の不調が減り、パフォーマンスの高い仕事ができることに気がつくはずです。

QRコードから
動画が見られる！

1日5分で
効果絶大！

全人類、これだけはやってほしい【14日間】基礎プログラム

それぞれのストレッチがわずか1～2分でできるので、朝夜と隙間時間をみつけて続けてみましょう。できないときは一日1回にまとめても大丈夫。毎日続けることが大切です。

1～3日め

重心が低い姿勢から始めます。使っていなかった筋肉をほぐすような気持ちでスタート。

1日め　2日め　3日め　4日め　5日め　6日め

筋肉をゆるめる

1 脇とお尻

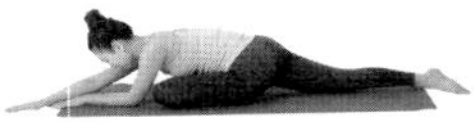

P.58

背中を丸める

1 正座

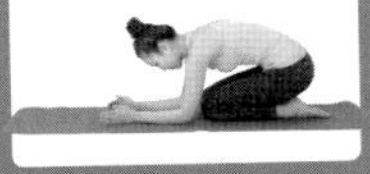

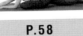

P.46

2 四つんばい

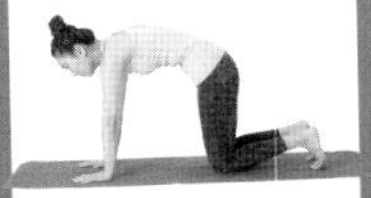

P.48

骨盤をしめる

1 尾てい骨

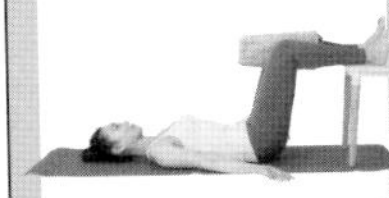

P.68

2 ハの字

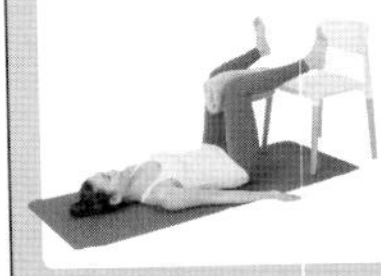

P.70

4～6日め

4日めから骨盤や腕、脇、お尻を強化させて、身体全体のセンサーを目覚めさせます。

7~9日め

基礎プログラムを始めて1週間め。普段、使わないお尻や太モモの前側を強化します。

10~12日め

上体を起こして、肋骨と骨盤の歪みをとります。あわせて二の腕をトレーニングします。

13~14日め

立って背中を丸め、歪みを正します。慣れてきたらこのセットを何日か続けてもOK。

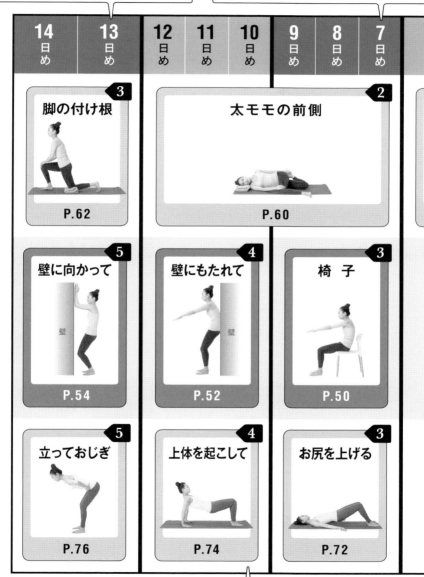

14日め	13日め	12日め	11日め	10日め	9日め	8日め	7日め

3 脚の付け根

P.62

2 太モモの前側

P.60

5 壁に向かって

P.54

4 壁にもたれて

P.52

3 椅子

P.50

5 立っておじぎ

P.76

4 上体を起こして

P.74

3 お尻を上げる

P.72

QRコードは(株)デンソーウェーブの登録商標です

背中を丸めて14日経ったら疲れ知らずの身体になる

最初は慣れないストレッチも、14日間続けると身体が確実に変わってくることを実感できたはずです。

私の印象に残っているお客様の中に82歳の女性がいます。最初は背もたれがなければ座ることすらできなくて、背筋を垂直にキープすることができませんでした。それが、**ストレッチを続けるうちに、何もなくても身体を支えられるようになり、劇的に姿勢がよくなりました。**姿勢がよくなると同時に、身体の不調が改善されて、椅子の背もたれがいらなくなり、最終的には、家にあった座椅子8個をすべて捨てたそうです。

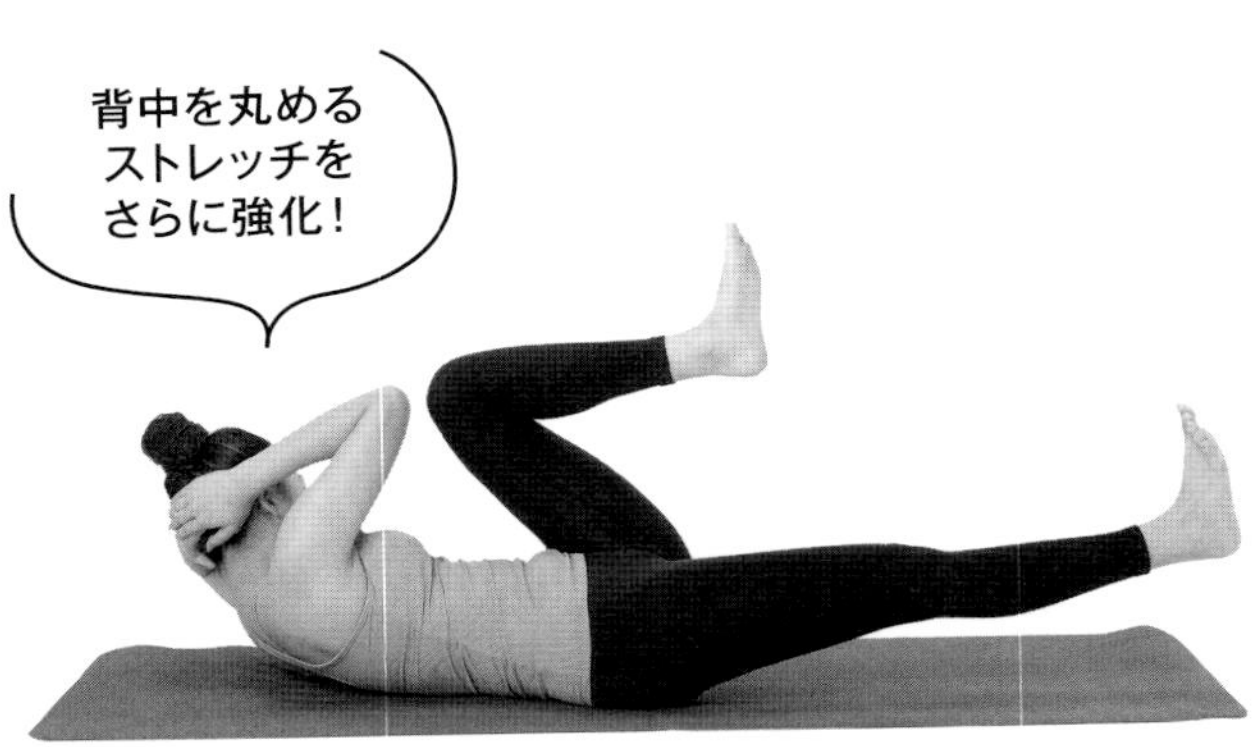

90度腹筋でリバウンドのない身体づくりを

さて、「背中を丸める」「筋肉をゆるめる」「骨盤をしめる」ストレッチが一通りできたら、身体をさらにレベルアップさせるべく、プログラムに90度腹筋を取り入れましょう。90度腹筋は、背骨や腰に負担をかけずに背中を丸めた状態で腹筋を鍛えられるので、14日間基礎プログラムの効果を生かしながらリバウンドのない身体づくりをするのに役立ちます。

慣れないうちはきついと感じるかもしれません。けれど、毎日続けることで、肩こりや腰痛、頭痛が改善し、疲れにくくなる、姿勢がよくなる、仕事やスポーツのパフォーマンスが上がるようになります。

すでにお伝えした通り、使わない機能は失われます。まったく運動していない人からするとハードルは高いかもしれませんが、歯磨きをするような感覚で毎日の習慣にしてみてください。

QRコードから動画が見られる！

ぽっこりお腹解消 【14日間】90度腹筋プログラム

基礎プログラムが終了したら、身体の土台から不調が取り除かれ、ウエストラインがすっきりする腹筋のプログラムを追加していきましょう。90度腹筋はきつさを感じると思いますが、習慣にできると大きな効果が得られます。

［1～2日め］

［3～5日め］

1～5日め

基礎プログラム終了後、90度腹筋プログラムを。腹筋は無理のない程度に。

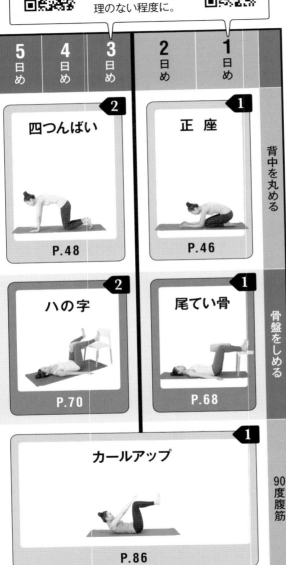

	1日め	2日め	3日め	4日め	5日め
背中を丸める	1 正座 P.46		2 四つんばい P.48		
骨盤をしめる	1 尾てい骨 P.68		2 ハの字 P.70		
90度腹筋	1 カールアップ P.86				

背中を丸める

1 正座

P.46

2 四つんばい

P.48

骨盤をしめる

1 尾てい骨

P.68

2 ハの字

P.70

90度腹筋

1 カールアップ

P.86

12～14日め

最後の3日間はかなりきついですが、効果があるので頑張りましょう！

6～8日め

肋骨の歪みを整えながらインナーマッスルも鍛えます。

14日め	13日め	12日め	11日め	10日め	9日め	8日め	7日め	6日め

14～12日め	11～9日め	8～6日め
5 **壁に向かって** 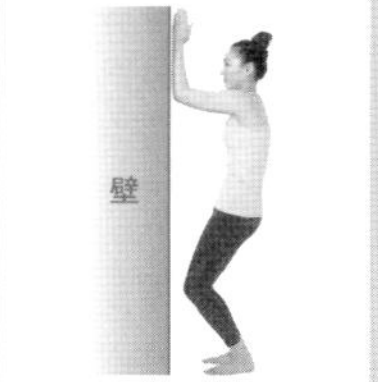 P.54	4 **壁にもたれて** 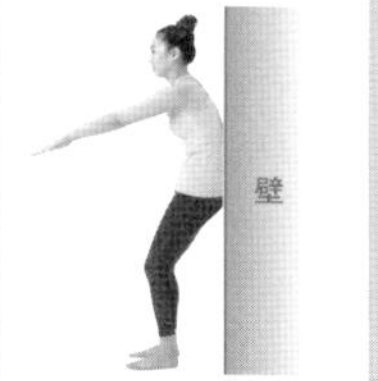 P.52	3 **椅　子** 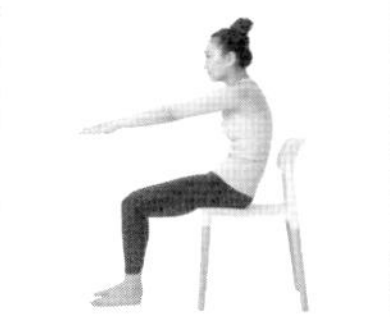 P.50
5 **立っておじぎ** 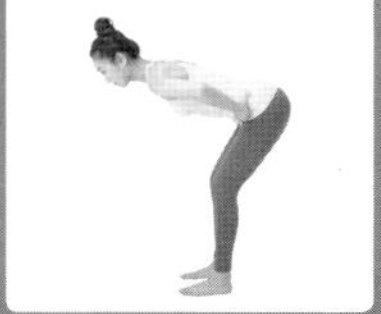 P.76	4 **上体を起こして** 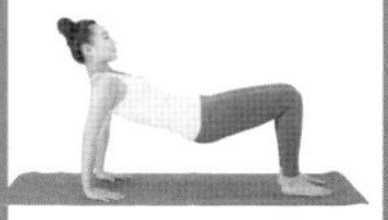 P.74	3 **お尻を上げる** 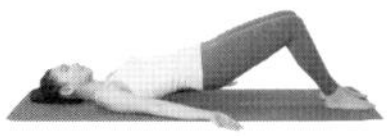 P.72
4 **バイシクルクランチ** 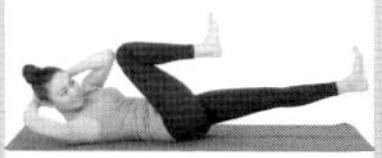 P.92	3 **クロスタッチ** 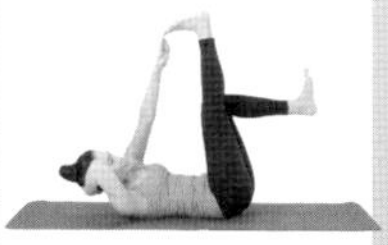 P.90	2 **ツイストカールアップ** 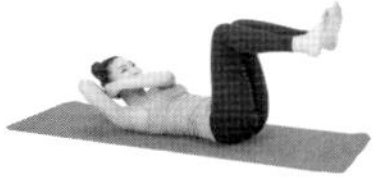 P.88

9～11日め

さらに90度腹筋をレベルアップ。身体のレベルも上がっているはずです。

気になるアレコレ
背中を丸める Q&A

Q ストレッチは一日のうち、**いつ行うのが効果的**ですか？

A 時間に縛られなくて大丈夫です。

Q 親にもすすめたいと思っていますが、**年齢制限はありますか？**

A 年齢制限はありません。高齢の方でも改善が見られます。ただし、背骨自体の変形や椎間板の変性の影響で、効果が限定されることがあります。「息を止める」と血圧に影響しますので、高血圧などであれば医師に相談してください。

Q 背中がちゃんと丸まっているか自分でわかりません

A それぞれのポイントがクリアできていれば、正しいフォームでできているはず。安心してください。

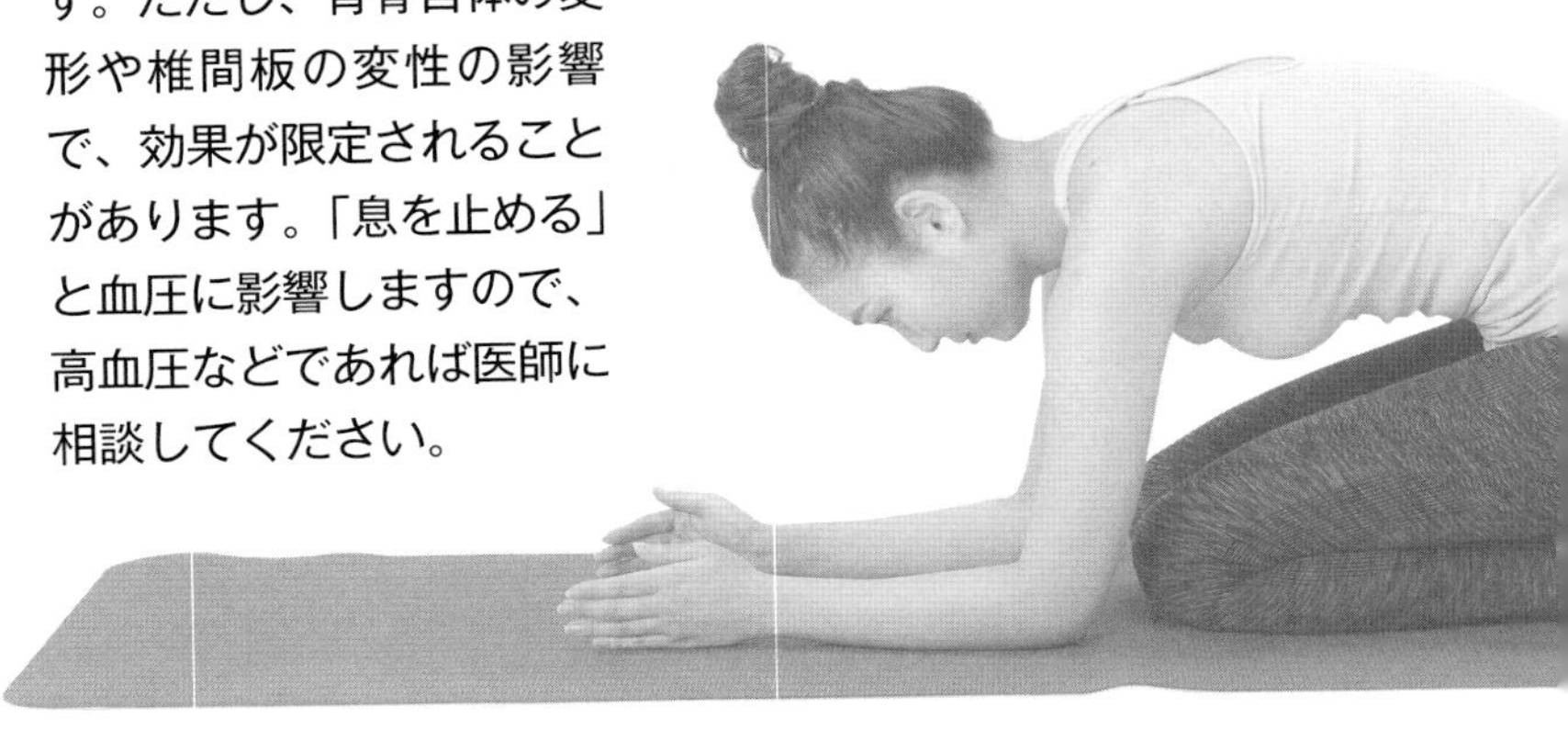

背中を丸めて、姿勢が悪くならないでしょうか？

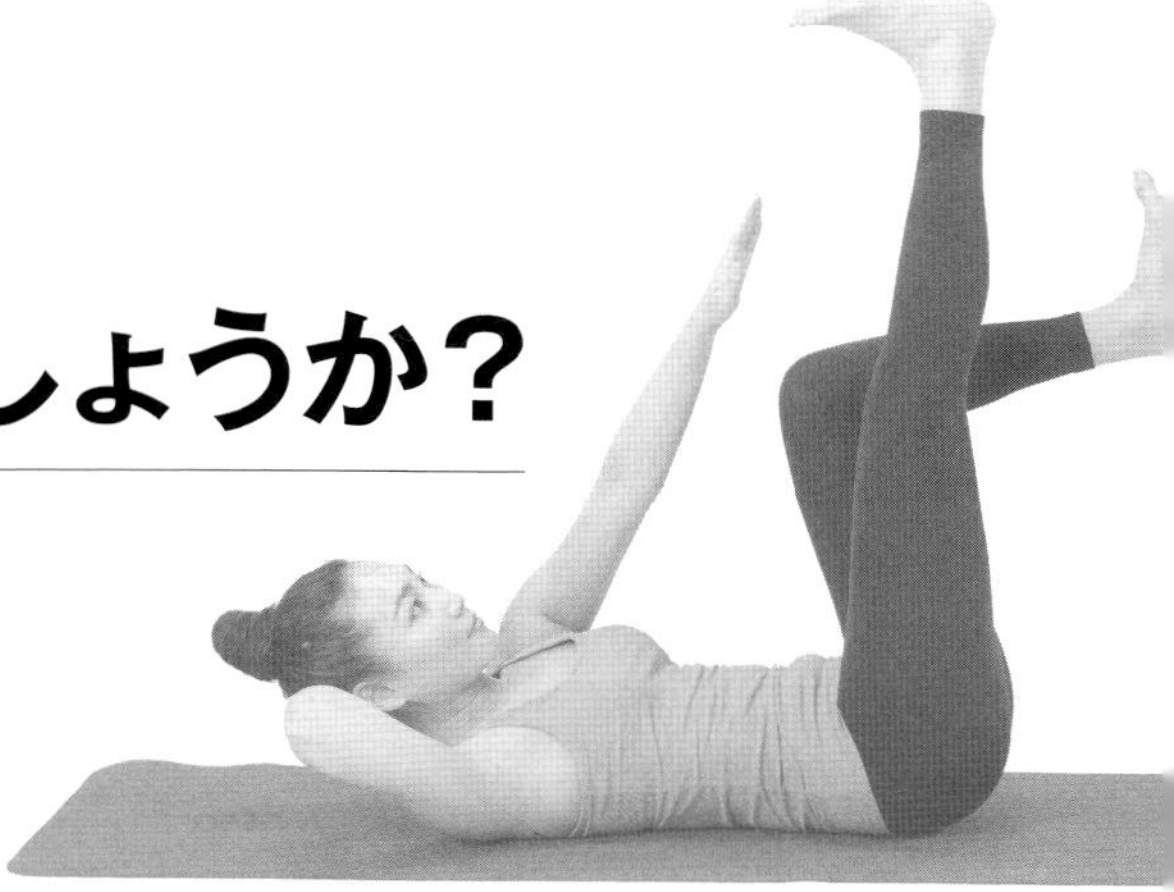

A 姿勢が悪いとは、猫背で反り腰の状態です。背中を丸めることで背骨の正しいS字カーブが取り戻せます。

ストレッチをたくさんやったほうが効果が出やすいですか？

A 背中を丸めるストレッチと同時に他のストレッチも組み合わせると効果的です。

運動経験がないのですが、90度腹筋できますか？

A 運動経験がなくても問題なく行っていただけます。少し難しいかもしれませんが、徐々にできるようになりますので安心して進めてください。

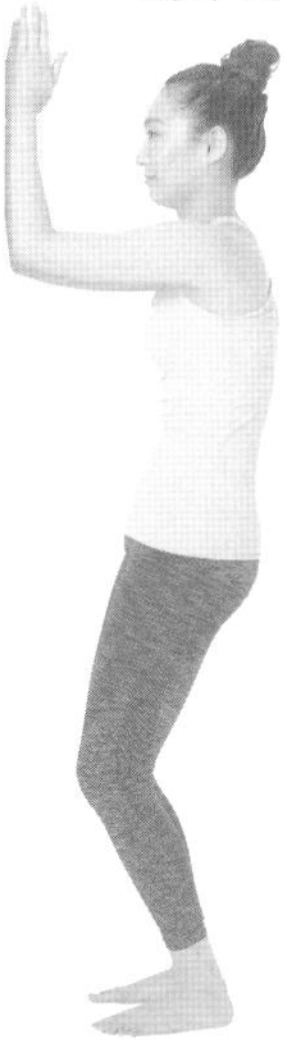

身体が硬いのですが、できますか？

A 今回ご紹介したストレッチはどれも簡単に行えます。ストレッチをすると身体が快適に動くようになり、柔軟性も向上します。

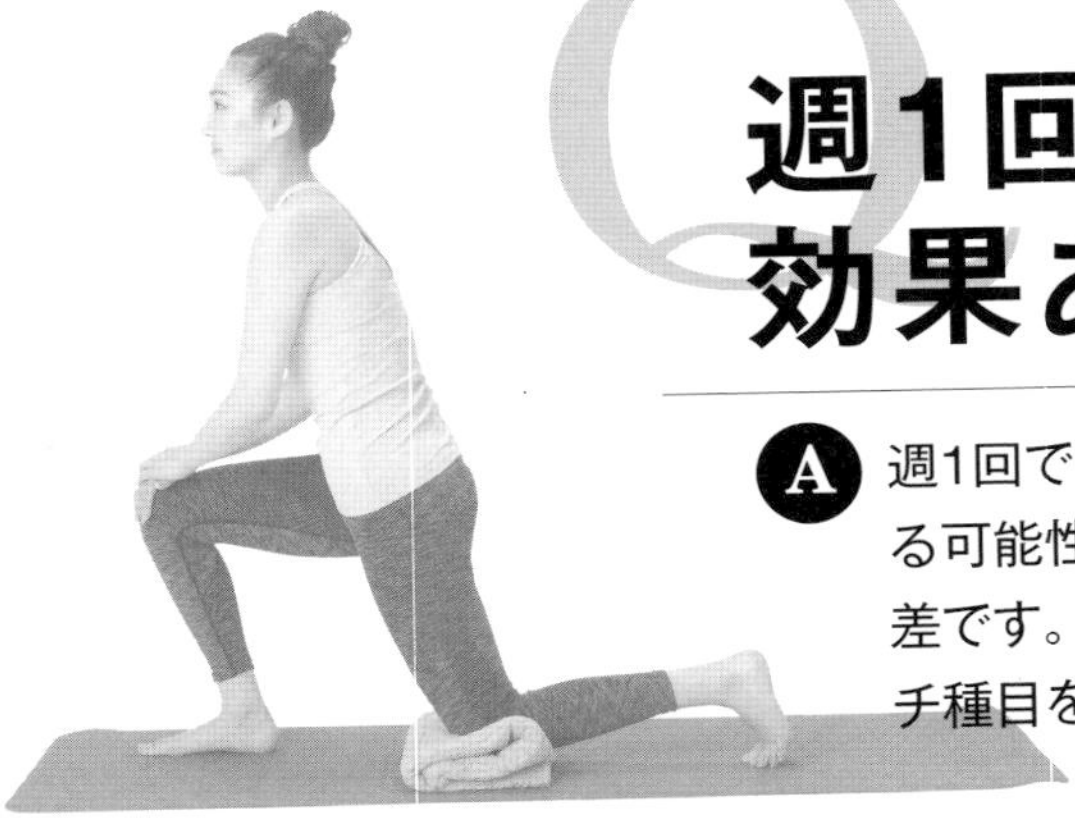

週1回でも効果ありますか？

A 週1回ですと実感できる効果が小さくなる可能性がありますが、0回とは雲泥の差です。徐々に頻度を増やし、ストレッチ種目を増やしてみてください。

子供が猫背で困っています。効果はありますか？

A はい、効果があります。さらにできれば、色んな遊びをたくさん経験させてあげてください。子供の頃にしか伸ばせないものが多くあります。この頃の運動経験が人生の大きな財産になります。

トレーニングの速度は速いほうがいいですか？

A 時間表示があるところは、その速度で実践してください。よろしければ動画を参考に進めてみてくださいね。

痩せたいのですが、どのストレッチがおすすめですか？

A どのストレッチもおすすめです。人間としてのベースを取り戻すストレッチですので、ダイエットも効果的に進められるでしょう。

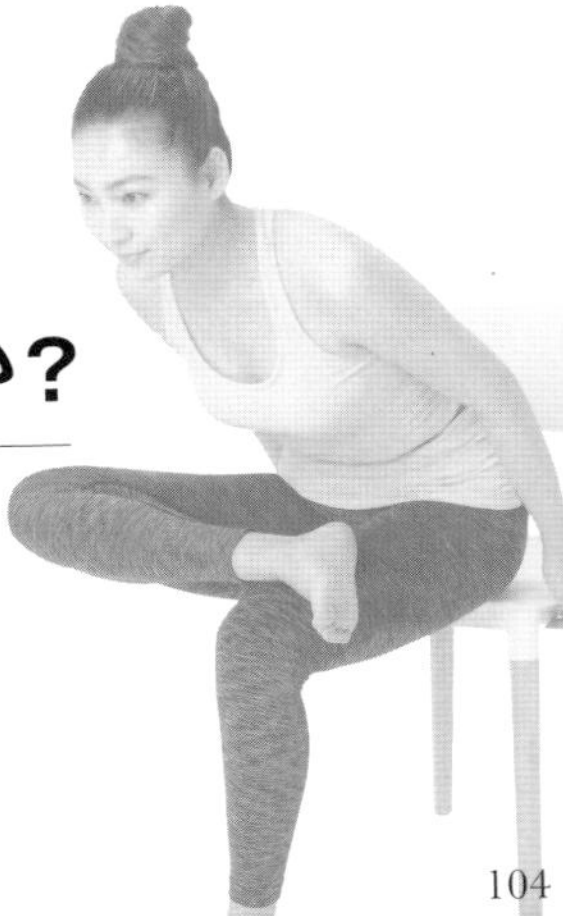

食事で気をつけたほうが良いことはありますか？

A 主食、主菜、副菜の揃った食事を一日3食摂ることです。当たり前ではあるのですがとても大切なことです。

お風呂上がりにストレッチしても大丈夫ですか？

A 大丈夫です。ただし、あまり夜が遅い時間帯にきついストレッチをすると身体が昂ぶってしまうので、夜は背中を丸めるストレッチをおすすめいたします。

ジムに通っているのですが両立できますか？

A もちろんです。ジムのルーティンに取り入れていただきますと、ジムでの運動にプラスになります。

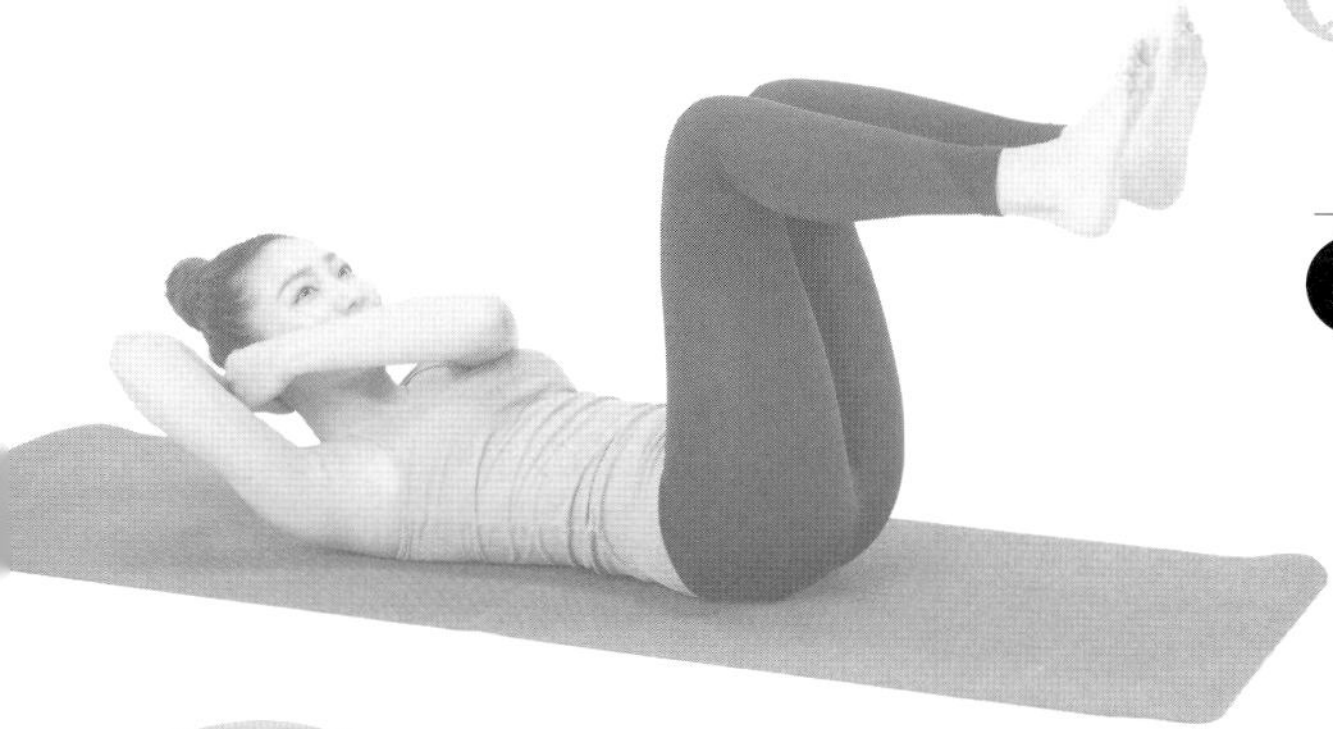

効果が感じられないのですが、続けたほうが良いでしょうか

A 効果が出ないと不安になりますよね。でも大丈夫です。ひとつずつ確認していきましょう。ストレッチごとのポイントはクリアできていますか？　また、ストレッチ中に頑張っている感覚はありませんか？　背中を丸めるストレッチでは特にリラックスも大切です。もし、ストレッチごとのポイントがクリアできない場合は、筋肉をゆるめるストレッチを多めにやってみましょう。頑張りすぎている筋肉があると効果が出にくいケースが多々あります。

背中を丸めることは全人類におすすめしたいストレッチ

私はもともと子供の頃から何かをとことん追求するのが好きでした。トレーナーとして活動してから十数年が経ちますが、一時期、腰痛の方や猫背でお悩みの方を中心にレッスンを行なっていました。

しかし、中には何を試しても身体が改善されない方もいて、大きな壁にぶち当たっていました。自分を信じてくださるお客様の力になんとかなりたいと、あらゆる文献を読み漁り、学びを深めました。

ある時、勉強会で「呼吸」について深く学ぶ機会が

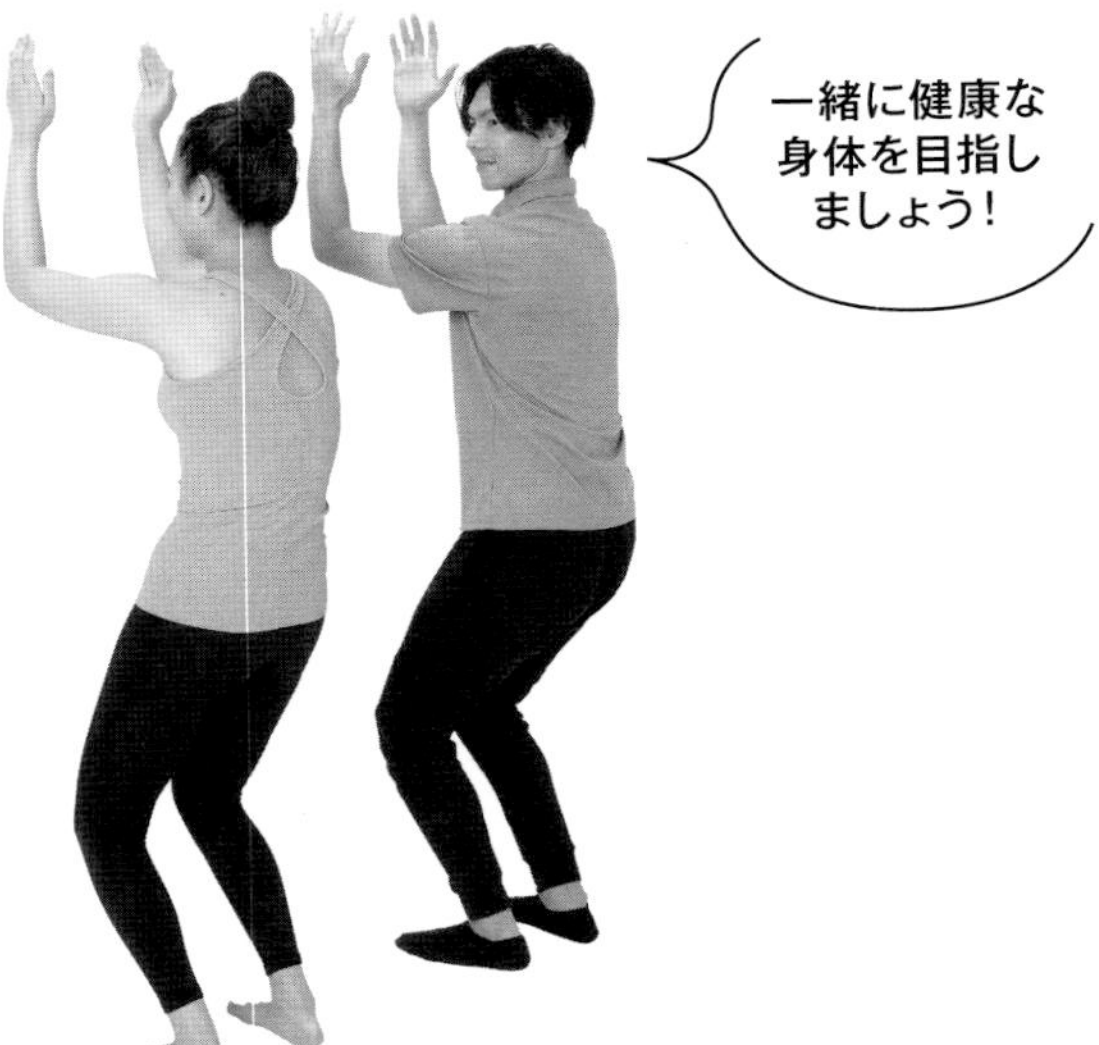

あり、自らの身体で実践したときに衝撃を受けました。

それは「筋骨格中心では身体の改善には限界がある」ということ。

それだけを見ていては、身体は改善されないことがわかったのです。

身体の不調は部位だけの問題だけではなく、一日２万２０００回行っている呼吸を整えなければ効果が望めないこと。これまでの身体に対する考え方が根っこからひっくり返り、身体についてなんと無知だったのかと悔しくなりました。

また、姿勢が悪いのは筋力の問題だけではなく、脳への指令が適切に行われないことにも起因します。現代特有のライフスタイルにより人間本来の運動機能が衰えていることにあることもわかりました。

「背中を丸める」を始め、これまでに紹介したストレッチは、姿勢や不調に長年悩んだ数々のお客様の身体を改善した方法です。

　このストレッチは現代を生きる全人類に伝えたいメソッドです。一日一回でも、自分の身体と呼吸に向き合ってみてください。健康体な私も毎日必ずやっています。それくらい自信を持っておすすめできます。

鈴木孝佳個人の

背中を丸める1週間

私の1週間のトレーニングを紹介します。朝は背中を丸めるストレッチからスタートして腹筋を。夜は毎日同じメニューで軽めにし、できるときにプラスするようにしています。

	月曜日（出勤）	火曜日（出勤）	水曜日（休み）
朝	背中を丸める5 壁に向かって P.54 90度腹筋1,2 カールアップ P.86 ツイストカールアップ P.88	背中を丸める5 壁に向かって P.54 90度腹筋1,3 カールアップ P.86 クロスタッチ P.90	背中を丸める2,5 四つんばい P.48 壁に向かって P.54 90度腹筋1,4 カールアップ P.86 バイシクルクランチ P.92
昼	背中を丸める5 壁に向かって P.54 筋肉をゆるめる1,2 脇とお尻 P.58 太モモの前側 P.60	背中を丸める5 壁に向かって P.54 骨盤をしめる3,4,5 お尻を上げる P.72 上体を起こして P.74 おじぎ P.76	背中を丸める5 壁に向かって P.54 骨盤をしめる1,2 尾てい骨 P.68 ハの字 P.70
夜	背中を丸める1 正座 P.46 骨盤をしめる1 尾てい骨 P.68	背中を丸める1 正座 P.46 骨盤をしめる1 尾てい骨 P.68	背中を丸める1 正座 P.46 骨盤をしめる1 尾てい骨 P.68

背中を丸めるストレッチは日課。朝に〝5〟、夜は〝1〟で、身体を整えます。

ジムに出勤している日は、昼にしっかりと骨盤のエクササイズをしています。

自宅にいることが多い休日は、多めにトレーニングを行い、運動不足を解消。

私と一緒にトレーニングして
健康な身体を手に入れましょう

休み	出勤	出勤	出勤
日曜日	**土曜日**	**金曜日**	**木曜日**
背中を丸める2,5 四つんばい P.48 壁に向かって P.54 骨盤をしめる1,2,5 尾てい骨 P.68 ハの字 P.70 おじぎ P.76	背中を丸める5 壁に向かって P.54 90度腹筋1,4 カールアップ P.86 バイシクルクランチ P.92	背中を丸める5 壁に向かって P.54 90度腹筋1,3 カールアップ P.86 クロスタッチ P.90	背中を丸める5 壁に向かって P.54 90度腹筋1,2 カールアップ P.86 ツイストカールアップ P.88
外　出	背中を丸める5 壁に向かって P.54 骨盤をしめる3,4 お尻を上げる P.72 上体を起こして P.74	背中を丸める2,5 四つんばい P.48 壁に向かって P.54 骨盤をしめる1,2,3,4,5 尾てい骨 P.68 ハの字 P.70 お尻を上げる P.72 上体を起こして P.74 おじぎ P.76	背中を丸める5 壁に向かって P.54 筋肉をゆるめる1,2 脇とお尻 P.58 太モモの前側 P.60
背中を丸める1 正座 P.46 骨盤をしめる1 尾てい骨 P.68 筋肉をゆるめる1,2,3 脇とお尻 P.58 太モモの前側 P.60 脚の付け根 P.62	背中を丸める1 正座 P.46 骨盤をしめる1 尾てい骨 P.68	背中を丸める1 正座 P.46 骨盤をしめる1 尾てい骨 P.68	背中を丸める1 正座 P.46 骨盤をしめる1 尾てい骨 P.68

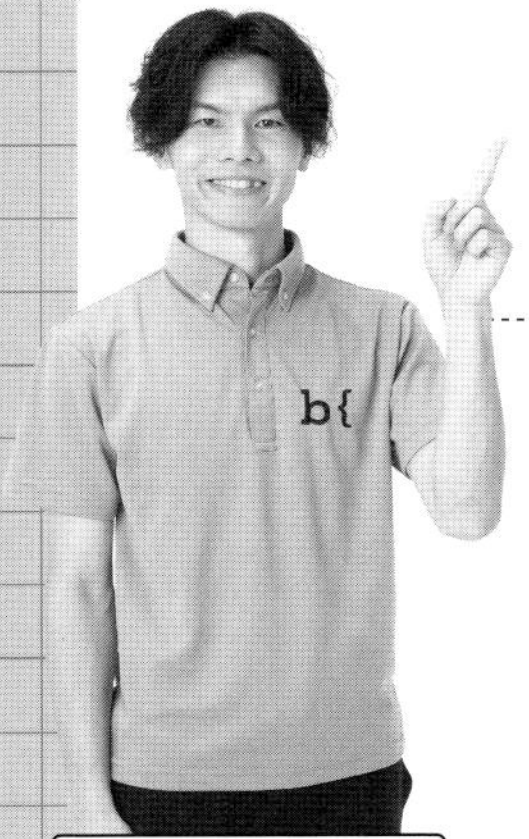

外出先では昼のトレーニングを休んで、朝と夜にまとめるようにしています。

火曜と似たメニューにして、ルーティンをわかりやすくしています。

ユーチューブの撮影がある金曜日は身体を追い込むようにトレーニング。

月曜日と同じ少し軽めのメニューで、しっかりストレッチをしています。

おわりに

「背中を丸める」ストレッチはいかがでしたでしょうか？

今回ご紹介したストレッチは、十数年、身体のことについて学び、たどり着いたひとつの答えです。まだまだ人の身体についてはわからないことばかりですが、「背中を丸める」ことの大切さは今後も変わらないと考えています。


世の中には様々な身体を改善するメソッドが溢れています。

ストレッチ、体操、食事、睡眠……、あげていくとキリがないほどです。本当のところどれがよいの？　と迷う方もいらっしゃると思います。

答えは、メソッドの効果が科学に基づいていることはもちろんですが、どれが適切かは一人一人異なります。

現代のライフスタイルでは多様化が進み、身体の不調の原因も複雑に絡み合っていて、どれかひとつに要因を求めることはできません。また、その原因の比重も人それそれです。

その上で、決して見逃せない大切なものが「呼吸」です。

人は数十日食べなくても死にませんが、5分呼吸をしないだけで死の危険が迫ります。呼吸はあなたの健康を根っこから支えてくれています。

背中を丸めるストレッチは、呼吸を変えることで身体の問題解決はもちろん、あなたの人生をより良いものに導きます。

駆け出しのトレーナーだった頃に、私の知識が足らずお力になれなかった方々にも、この書籍を通してお役に立つことができれば……と願ってやみません。

最後になりましたが、今回書籍化の機会をくださった方々、制作にあたり尽力してくださった皆様に心より御礼申し上げます。

本書が多くの方に届き、皆様の健康に繋がれば、これ以上ない幸せです。

鈴木孝佳

［著］鈴《すず》木《き》孝《たか》佳《よし》

パーソナルトレーナー。会員制ジム ビーストイック 代表トレーナー・CTO。
1986年生まれ。スポーツトレーナー養成の専門学校を卒業後、地域振興事業として地域の健康増進に携わる。その後、治療院でスポーツ障害や慢性疼痛の治療を学ぶ。2010年、フリーランスのパーソナルトレーナーとして独立。「変形性膝関節症」「腰痛」などの不調改善を中心に年間約1500件のレッスンを行う。2019年、株式会社Seven Rich Accountingに入社し、ビーストイックの代表トレーナー兼CTOに就任。脳神経学・機能解剖学・運動生理学・栄養学に基づいた身体機能改善の提案を行っている。保有資格は「JSPO-AT」「Fascial Dissection Certificate of Complete」「EBFA Barefoot Training Specialist」など。Twitterフォロワー数4万人以上。Twitterで紹介した1分間の体操が、10万リツイート、48万いいねを獲得した。

講談社の実用BOOK

全人類《ぜんじんるい》、背中《せなか》を丸《まる》めるだけでいい

2020年6月24日　第１刷発行

著　者　鈴《すず》木《き》孝《たか》佳《よし》

発行者　渡瀬昌彦

発行所　株式会社 講談社
〒112-8001
東京都文京区音羽2-12-21
編集　☎03-5395-3814
販売　☎03-5395-3606
業務　☎03-5395-3615

印刷所　株式会社新藤慶昌堂

製本所　大口製本株式会社

STAFF

装丁・デザイン　羽鳥光穂
イラスト　ラウンドフラット、園田京子
モデル　中世古麻衣（スペースクラフト）
ヘアメイク　中本太
撮影　伊藤泰寛（本社写真部）
動画撮影　森京子
編集協力　大川朋子、國見香、松岡芙佐江
PR協力　黒田剛

ISBN 978-4-06-520273-9